学龄前儿童营养教育

教师指导用书

（2023）

主　编　杨振宇　赵文华

副主编　段一凡　王　杰

编　者　（以姓氏笔画为序）

王　杰　王宏亮　甘　倩　叶　梓

杨振宇　张　倩　周　钰　赵文华

段一凡　韩秀明　潘丽莉

人民卫生出版社

·北京·

U0726066

图书在版编目（CIP）数据

学龄前儿童营养教育教师指导用书. 2023 / 杨振宇，
赵文华主编. -- 北京：人民卫生出版社，2024. 9.
ISBN 978-7-117-36862-9

Ⅰ. R153. 2

中国国家版本馆 CIP 数据核字第 2024VH5729 号

人卫智网	www.ipmph.com	医学教育、学术、考试、健康，购书智慧智能综合服务平台
人卫官网	www.pmph.com	人卫官方资讯发布平台

学龄前儿童营养教育教师指导用书（2023）
Xuelingqian Ertong Yingyang Jiaoyu
Jiaoshi Zhidao Yongshu (2023)

主　　编：杨振宇　赵文华
出版发行：人民卫生出版社（中继线 010-59780011）
地　　址：北京市朝阳区潘家园南里 19 号
邮　　编：100021
E - mail：pmph @ pmph.com
购书热线：010-59787592　010-59787584　010-65264830
印　　刷：北京盛通印刷股份有限公司
经　　销：新华书店
开　　本：787×1092　1/16　　印张：5.5
字　　数：96 千字
版　　次：2024 年 9 月第 1 版
印　　次：2024 年 12 月第 1 次印刷
标准书号：ISBN 978-7-117-36862-9
定　　价：39.00 元
打击盗版举报电话：010-59787491　E-mail：WQ @ pmph.com
质量问题联系电话：010-59787234　E-mail：zhiliang @ pmph.com
数字融合服务电话：4001118166　E-mail：zengzhi @ pmph.com

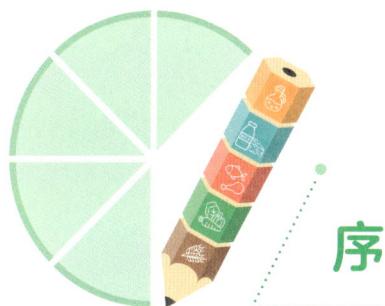

序

　　学龄前期是人生发展的关键阶段,也是儿童开始认识食物、学习营养知识、培养良好饮食习惯、养成健康生活方式的重要时期。营养状况不仅影响学龄前期儿童的健康,也会影响儿童的成长和发展潜能,更关乎国家的未来和民族的复兴。

　　随着我国经济社会的快速发展和人民生活水平的显著提高,学龄前期儿童生长迟缓、消瘦等营养不足问题得到了根本改善,微量营养素缺乏得到有效控制。但与此同时,儿童超重和肥胖率呈快速上升趋势,已成为影响儿童健康和发展的重要公共卫生问题。儿童时期的营养与健康问题往往会持续到成年,亟需采取有效干预措施。《"健康中国 2030"规划纲要》明确提出要全面普及膳食营养知识和加强对幼儿园营养健康工作的指导,营养教育是塑造儿童良好饮食习惯和健康生活方式的重要手段。中国疾病预防控制中心营养与健康所的专家团队,在多年营养工作理论与实践积累的基础上,编写了《学龄前儿童营养教育教师指导用书(2023)》。该书共包括二十节课,涵盖了从认识食物到平衡膳食、再到饮食行为规范等内容,每节课由教学目标和重点、教学内容、课堂实践与拓展组成。

　　该书的编写团队由在一线工作的老中青三代营养人组成,历时近两年时间,期间听取各方建议经过了反复多次修改,并在十四五国家重点研发项目中试用。真心希望该书能作为各地幼儿园开展营养健康教育的教师指导用书,能推进幼儿园营养健康教育和营养改善工作,能对促进幼儿获得营养知识并养成良好的饮食习惯和健康行为有所帮助。

中国工程院院士

2024 年 5 月

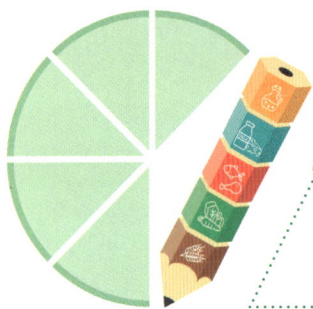

前 言

　　儿童是民族的希望、国家的未来。营养是儿童生长发育和一生健康的基础。学龄前期(2~5 岁)是个体生长发育的关键时期,此阶段的营养不仅影响儿童的身体健康,还对其智力发展、行为习惯养成以及未来的饮食偏好具有深远的影响。教师,作为孩子成长道路上的引路人,在培养孩子们健康饮食习惯、提供科学营养指导方面扮演着至关重要的角色。本指导用书旨在为广大托幼机构教育工作者提供一套系统、实用且易于操作的营养教育工具,以帮助学龄前儿童建立正确的饮食观念,促进其全面健康发展。

　　本书围绕学龄前儿童的生理特点和营养需求,结合营养学的最新研究成果,为教师们提供了科学的营养知识框架和实践指导。从认识食物、平衡膳食到合理搭配,再到饮食行为的引导,书中内容覆盖了儿童营养教育的各个方面,分为两大部分,共二十节课。第一大部分(第一课~第十课)将认识食物的过程作为一次旅行,引导孩子们通过地图中的旅行路线,初步建立食物与营养的概念,依次通过农场、菜地、果园、牧场、渔场等不同场景,带领儿童了解不同种类食物的生长来源、天然的形状味道、加工或烹调后的成品以及各自的营养特点,并强调挑食偏食的危害以及食物营养均衡的重要性。食物之旅结束后,第二大部分(第十一课~第二十课)设定了外出就餐、超市购物等场景,指导儿童合理选择搭配食物(彩虹餐桌、同类互换、膳食宝塔)、正确选购零食、规范就餐行为及礼仪等,实现从农田到餐桌,从食物认知到平衡膳食再到饮食行为规范的学习过程。

　　在编写本书的过程中,我们努力将理论与实践相结合。在保证科学性的前提下,采用通俗易懂的语言,配以大量精美插画,每节课突出教学目标和重点,辅以课堂实践与拓展,寓教于乐,以便教师能够将抽象的营养知识转化为具体、生动、有趣的教学内容。我们相信,通过您的努力,孩子们将在轻松愉快的氛围中学习到如何进行健康的饮食选择,这将是他们受益终身的宝贵财富。

　　本书基于"十四五"国家重点研发计划"儿童肥胖代谢性疾病的膳食营养与运动干预研究及评价"的实践经验编写，如有不当之处，敬请批评指正。希望本书能够成为广大托幼机构教育工作者在开展学龄前儿童营养教育过程中的有力工具，让我们一起携手努力，共同开启学龄前儿童营养教育的新篇章，为孩子们的茁壮成长保驾护航。

　　祝愿每一个孩子都能在健康与快乐中成长，每一位教师都能在教育的道路上收获满满。

　　致以最诚挚的敬意！

编者
2024 年 5 月

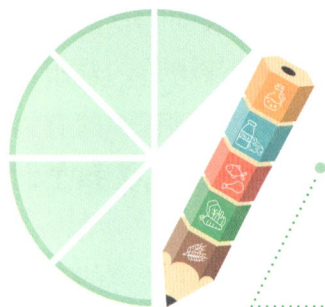

目 录

教学构思:

　　将认识食物的过程作为一次旅行,设计一条旅行路线。第一课开启食物之旅,帮助孩子们初步建立起食物与营养之间的关联。食物之旅的地图路线为:农田(认识小麦、水稻等谷薯类以及坚果豆类食物)→菜园(认识蔬菜)和果园(认识水果)→牧场(认识肉蛋奶类)→渔场(认识水产品)→水厂→食物加工厂,在不同的特定场景中,了解食物的生长来源、天然的形状和味道、加工或烹调后的成品及其营养特点,强调挑食偏食的危害以及食物营养均衡的重要性。

　　食物之旅结束后,开启健康之旅。设定不同场景如外出就餐、超市购物等,指导小朋友们实践合理搭配食物(彩虹餐桌、同类食物互换、膳食宝塔)、正确选购健康零食、规范进餐行为及礼仪等,实现从农田到餐桌,从食物认知到平衡膳食再到饮食行为规范的学习过程。

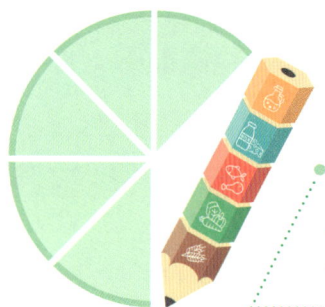

第一课　开启食物之旅

一、教学目标和重点

指导儿童了解人体为什么需要食物,以及人体需要从食物中获取哪些营养素,帮助儿童初步建立"营养"概念。

二、教学内容

(一) 营养从哪里来

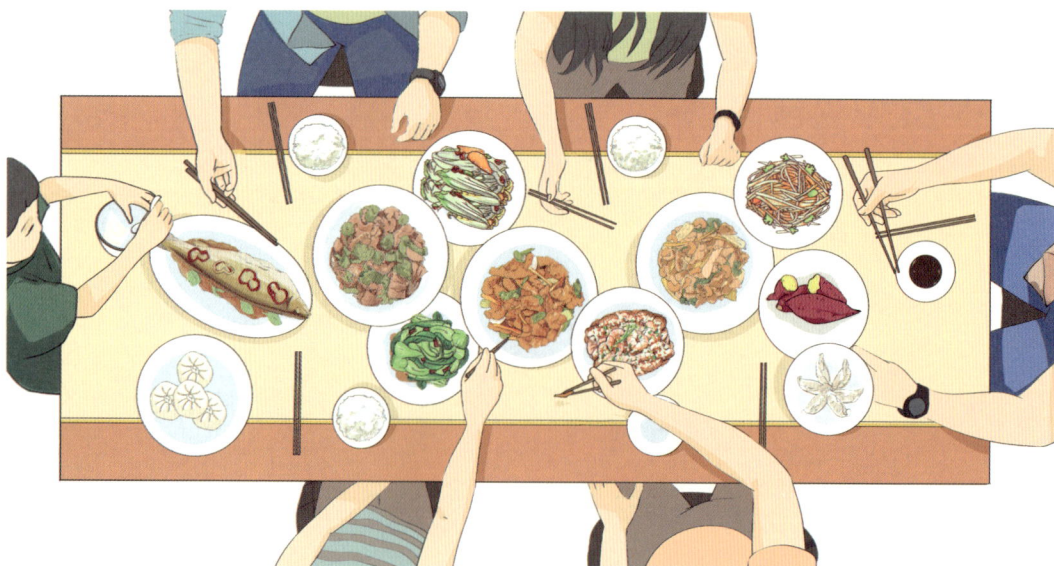

"民以食为天",人们通过一日三餐摄入种类多样的食物,食物中的营养物质能够维持人体生命、保障正常的生长发育与生理活动。

食物根据不同来源可分为植物性食物和动物性食物两大类。植物性食物包括谷物、薯类、杂豆类、大豆坚果类、蔬菜水果和菌藻类食物;动物性食物主要包括畜禽肉、蛋、奶、鱼、虾、蟹、贝类食物。营养来自多种多样的食物,但是几乎没有哪一类食物可以提供人体所需要的所有营养物质。因此儿童应当摄入适量、多样的食物,以保证良好的生长发育。

(二)人体需要哪些营养物质

我们每天的身体活动,如走路、跑步、骑车、学习等,以及呼吸、心跳等无意识的生命活动都需要消耗能量,就像小汽车的发动离不开汽油、灯泡发光离不开电流一样。能量是我们人类赖以生存和生活的基础。

能量来源于我们日常所吃的食物。食物中含有的碳水化合物、蛋白质和脂肪这三类宏量营养素,在进入体内经过消化吸收后会转化成能量。但是,能量不是越多越好,能量摄入过多容易导致超重肥胖,反而不利于身体健康;能量摄入过少则会导致体型消瘦,影响机体的基本运行和日常活动。因此,能量的摄入与消耗需要控制在合理范围内。

除了三种宏量营养素之外,还有两类人体需求量相对较少,但不可或缺的微量营养素——矿物质和维生素。矿物质广泛存在于各种食物中,钙、铁、锌等矿物质对儿童生长发育具有重要作用,在膳食不均衡的情况下比较容易缺乏;各种维生素也需要每天通过各种食物摄入。

水也是营养素之一。水是人体最重要的组成部分,并在人体中发挥着重要的生理作用。足量饮水是人体健康的基本保障,有助于维持身体活动能力和认知能力。儿童应主动喝水,少量多次,足量饮水。

三、课堂实践与拓展

1. 请小朋友们思考一下,人类和植物在获取营养时有什么不同呢?
2. 请小朋友们介绍自己最喜欢的一种食物,并判断这种食物属于植物性食物还是动物性食物。

食物为人体提供营养。那么食物是从何而来,又是如何出现在我们的餐桌上呢?接下来我们将正式开启食物之旅,一探究竟!

食物之旅地图

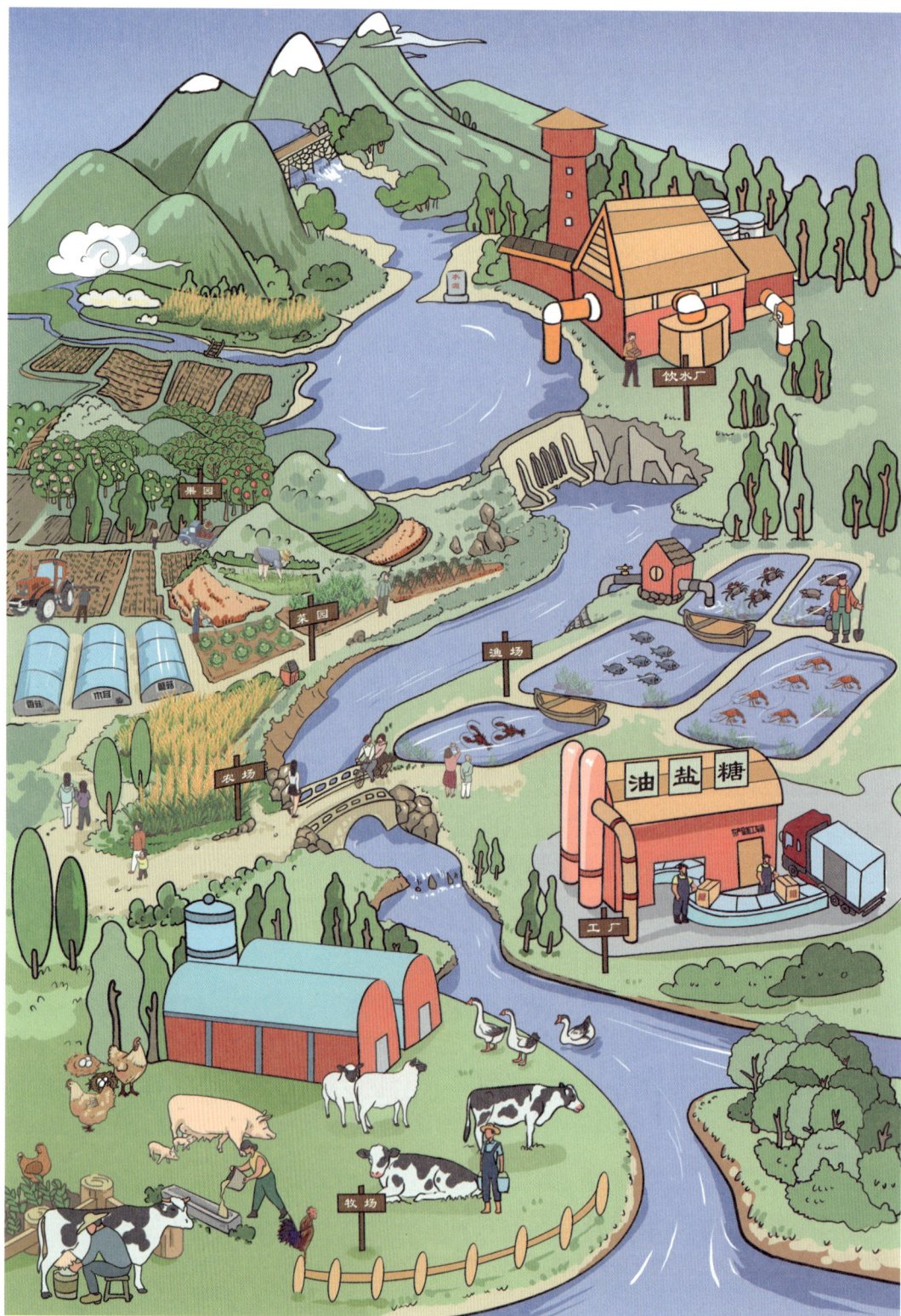

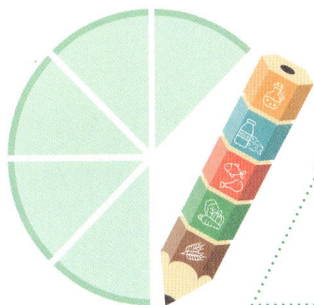

第二课　农田篇（一）——谷、薯、杂豆类

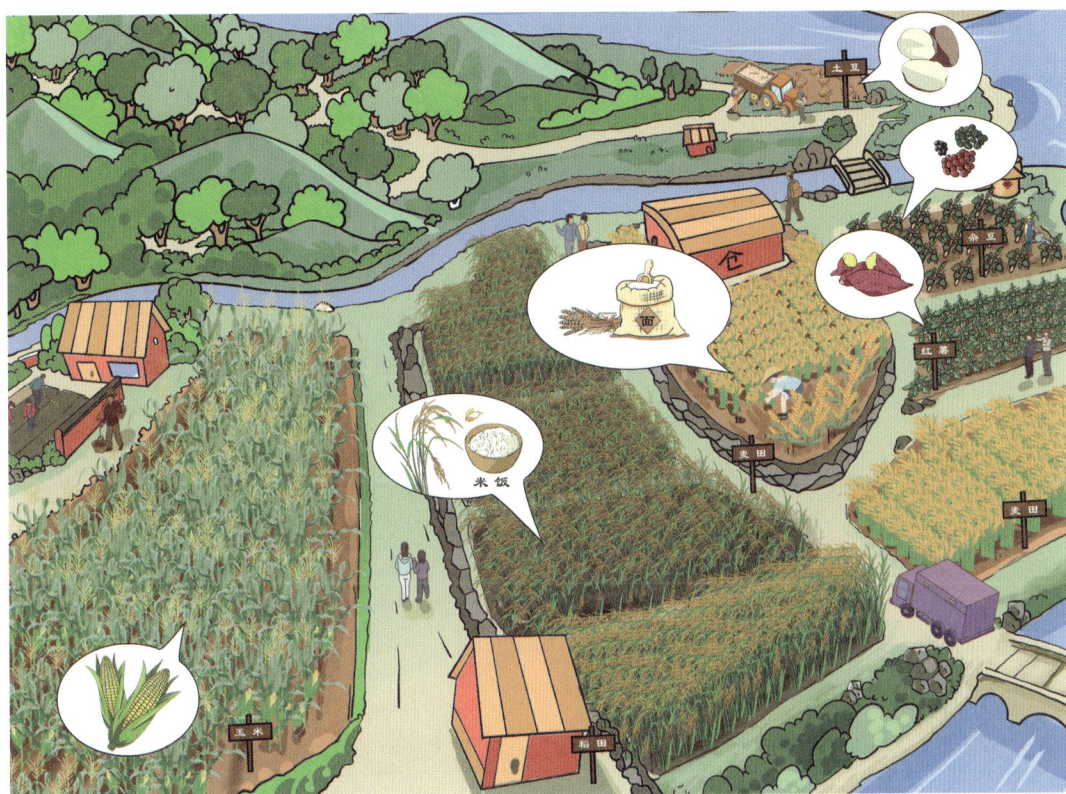

一、教学目标和重点

指导儿童认识常见的谷、薯、杂豆及相应成品食物，了解谷、薯、杂豆类食物的来源与营养特点，增进对谷、薯、杂豆类食物的认知。

二、教学内容

主食是一日三餐中不可缺少的重要组成部分,农田里种植的谷物、薯类和杂豆都是餐桌上常见的主食。

(一) 谷物

谷物是一些小小的、干硬的植物果实,稻米、小麦、玉米、燕麦、荞麦等都是常见的谷物。谷物在农田地里经过播种、育苗、施肥、灌溉、收割等过程,再通过不同的烹调方式变成各种各样的主食,比如米饭、米线、米粉、米糕、大米粥等都是由稻米制成;面条、馒头、面包、烙饼等是由小麦制作而成;玉米除了可以直接煮熟后食用,也可以被研磨成玉米糁煮粥,或颗粒更小的玉米粉(俗称"棒子面")制成窝窝头、玉米饼等食物(图 2-1,表 2-1)。

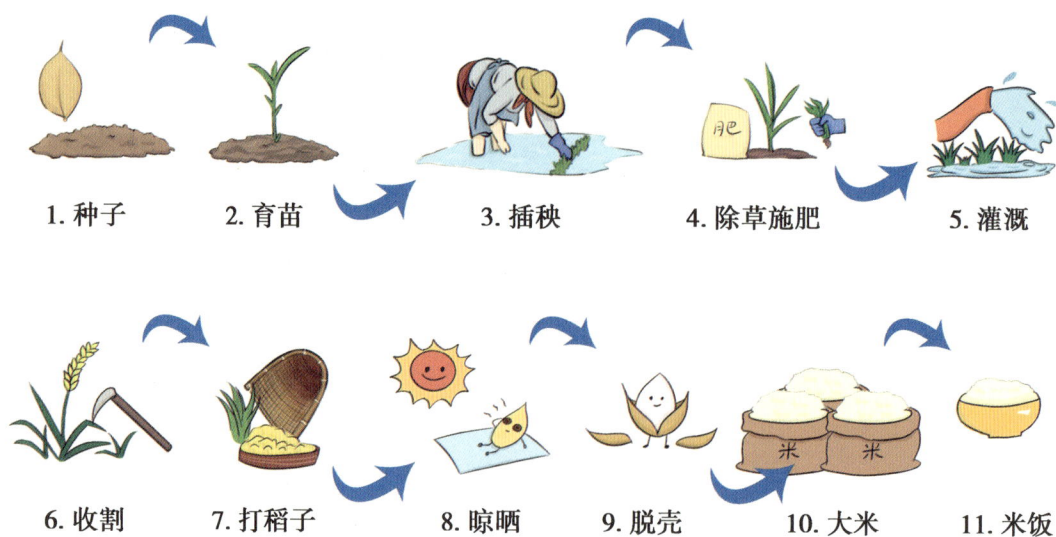

1. 种子　2. 育苗　3. 插秧　4. 除草施肥　5. 灌溉
6. 收割　7. 打稻子　8. 晾晒　9. 脱壳　10. 大米　11. 米饭

图 2-1　大米种植过程

表 2-1 常见谷类食物

天然食物		半成品	成品
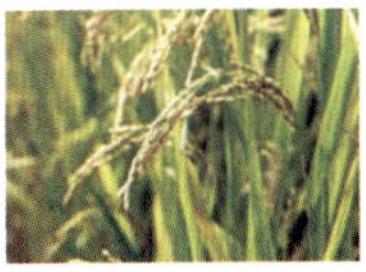 稻田	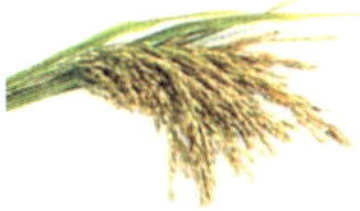 稻米	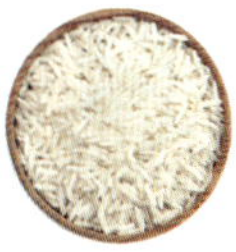 米粒	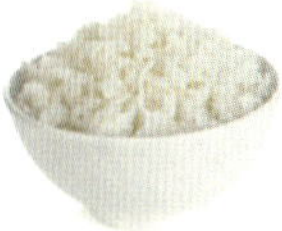 米饭 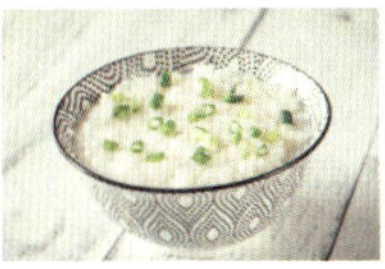 大米粥 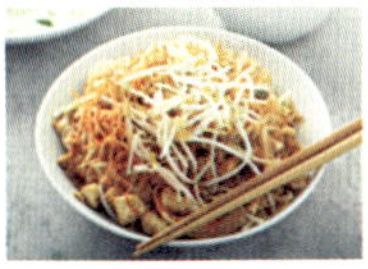 米线 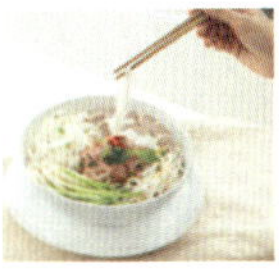 米粉
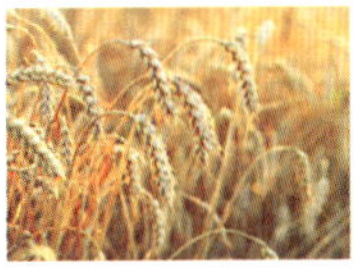 麦田	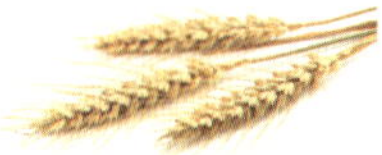 小麦	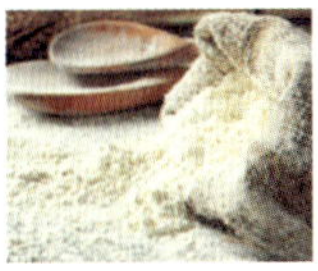 面粉	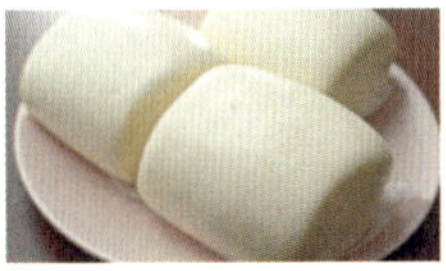 馒头 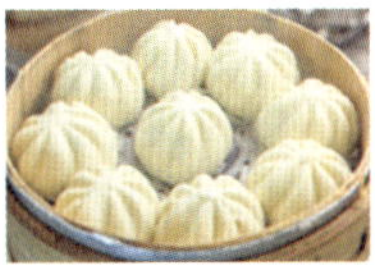 包子 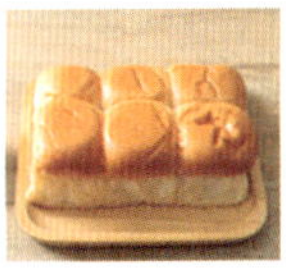 面包 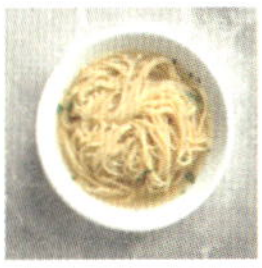 面条
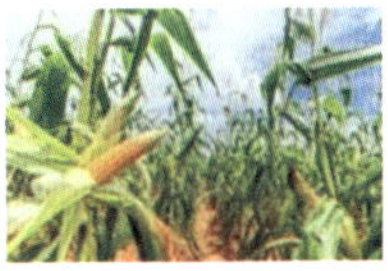 玉米田	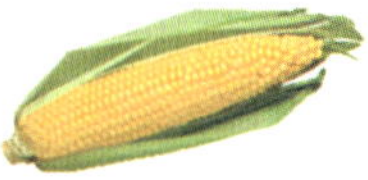 玉米	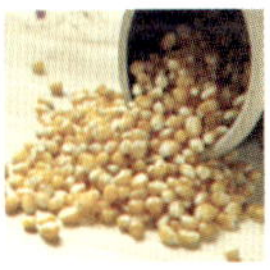 玉米粒	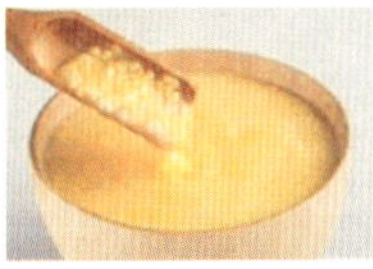 玉米粥 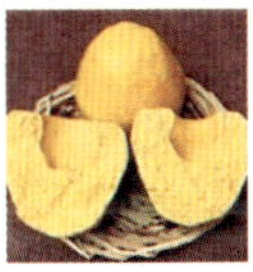 窝窝头 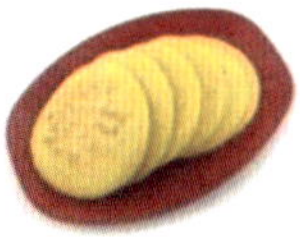 玉米饼

(二) 薯类

常见的薯类有甘薯(红薯)、马铃薯(土豆)、山药、芋头等。薯类通常生长在地下,成熟后从土壤里刨出根茎部分食用(图2-2)。

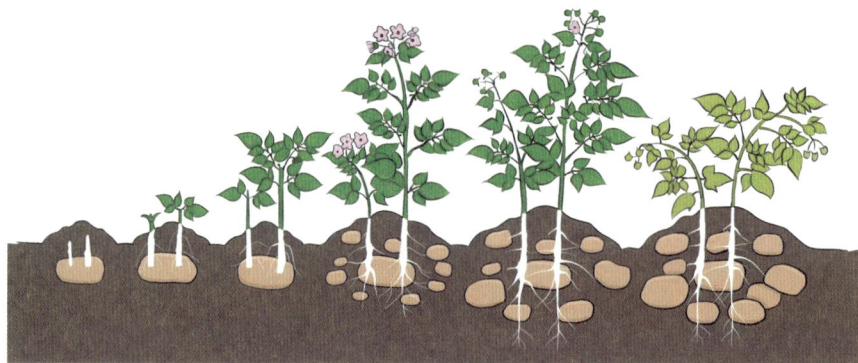

图 2-2　薯类生长过程

　　红薯可以蒸、煮、烤后直接食用,或作为原料制成红薯饼、红薯粥,红薯淀粉还可以加工制成红薯粉条;土豆不仅可以蒸、煮、烤后直接作为主食食用,也可以作为炒菜的主料或配菜,如炒土豆丝、土豆烧肉等,土豆同样可以通过加工制成土豆粉;山药可蒸熟后直接食用,或烹炒、煮粥等;芋头多为蒸熟后直接食用。

　　薯类碳水化合物含量较高,还含有维生素、矿物质以及丰富的膳食纤维(表 2-2)。

表 2-2　常见薯类食物

天然食物	成品			
红薯	烤红薯	红薯饼	红薯粥	红薯粉条
马铃薯(土豆)	土豆泥	炒土豆丝	土豆烧牛肉	土豆粉
山药	清炒山药		山药粥	
芋头	蒸芋头			

（三）杂豆类

常见的杂豆有赤小豆、豌豆、绿豆、鹰嘴豆、芸豆、蚕豆等(图 2-3)。

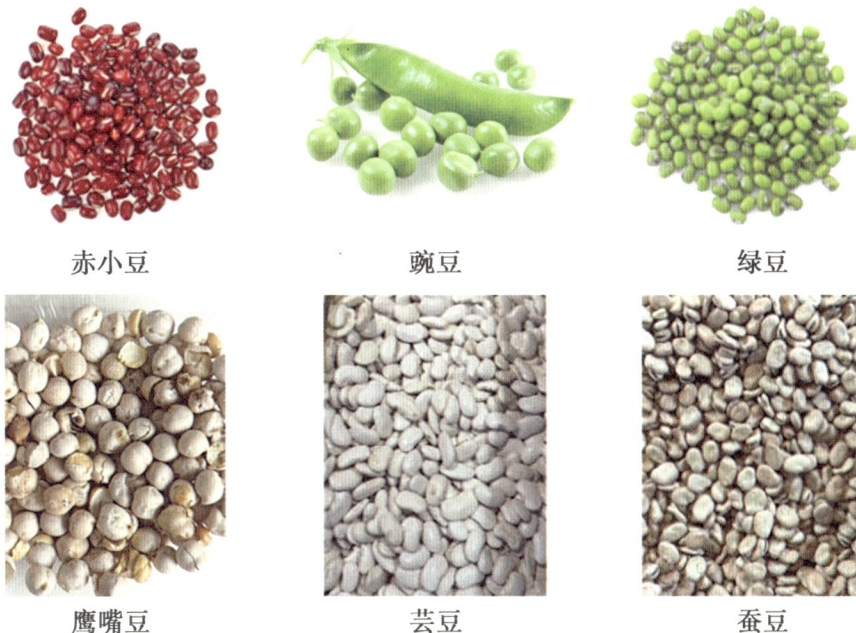

| 赤小豆 | 豌豆 | 绿豆 |
| 鹰嘴豆 | 芸豆 | 蚕豆 |

图 2-3　常见杂豆

杂豆的碳水化合物含量较高,含 50%~60% 的淀粉,所以一般作为主食。杂豆与谷类食物搭配食用可以起到很好的蛋白质互补作用,提高食物蛋白质的营养价值。

（四）谷、薯、杂豆类食物营养特点

谷、薯、杂豆类食物是碳水化合物的主要来源,同时也是蛋白质、B 族维生素、部分矿物质和膳食纤维的良好来源,儿童的生长发育离不开这几类食物。

我们日常吃的精制大米、精制面粉被称为细粮,除细粮以外的谷类及杂豆统称为粗粮或杂粮。与细粮相比,粗粮中的膳食纤维、B 族维生素和矿物质的含量要高很多,人体容易缺乏这些营养素,因此儿童要吃多种多样的主食,做到"粗细搭配"。

根据中国学龄前儿童平衡膳食宝塔(2022),建议 2~3 岁儿童每日谷类摄入量为 75~125g(约小半碗),4~5 岁每日摄入量为 100~150g(约大半碗),薯类适量(表 2-3)。

表 2-3　谷薯类食物标准份量示意图

种类	示意图
谷类 50~60g/ 份	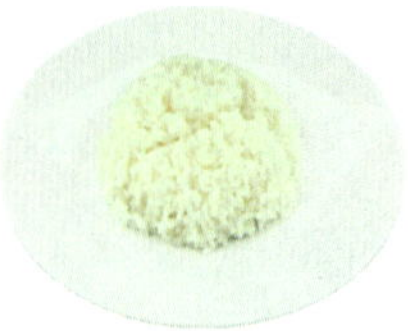 110g 米饭(50g 大米) 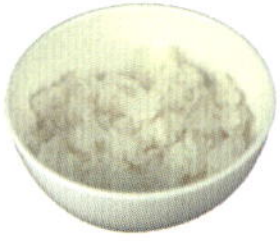　　　　　110g 米饭(50g 大米)
薯类 85~100g/ 份	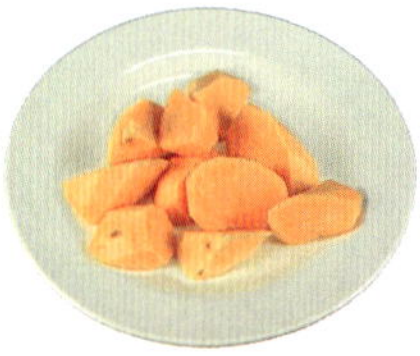 85g 红薯 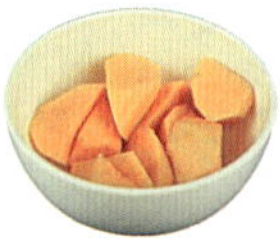　　　　　　　85g 红薯 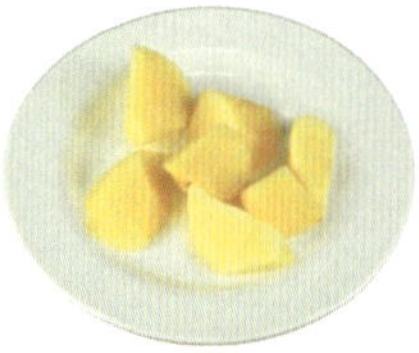 100g 土豆 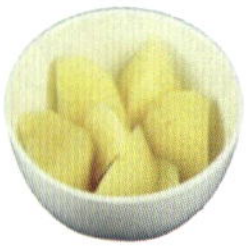　　　100g 土豆 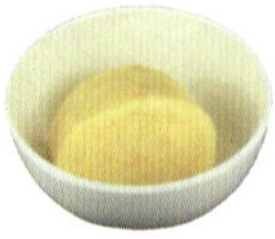　　　100g 土豆

资料来源:中国营养学会 . 中国居民膳食指南(2022)[M]. 北京:人民卫生出版社,2022.

【小贴士】 需要注意的是,儿童要少吃油炸谷薯类食物,比如油条、炸糕、油饼、炸薯条、薯片、油炸方便面等。高温油炸不仅会破坏食物中的维生素 B_1 和维生素 B_2,还会导致能量摄入过高,增加肥胖风险。

三、课堂实践与拓展

(一) 课堂小游戏——举例：五谷丰登

参与游戏的每位儿童领取一张名牌并选择所代表的谷类食物。游戏开始时先由一名儿童开始说"大米蹲，大米蹲，大米蹲完小麦蹲"，说完的同时用手指向相应的"小麦"儿童，参加游戏的儿童必须及时下蹲，下蹲较慢或下蹲错误的儿童将被淘汰。重复循环直至场上只剩下最后一名为胜利者。

薯类和杂豆类食物的游戏规则同上。

(二) 连一连

将天然食物图片与其相应的成品图片连线匹配。

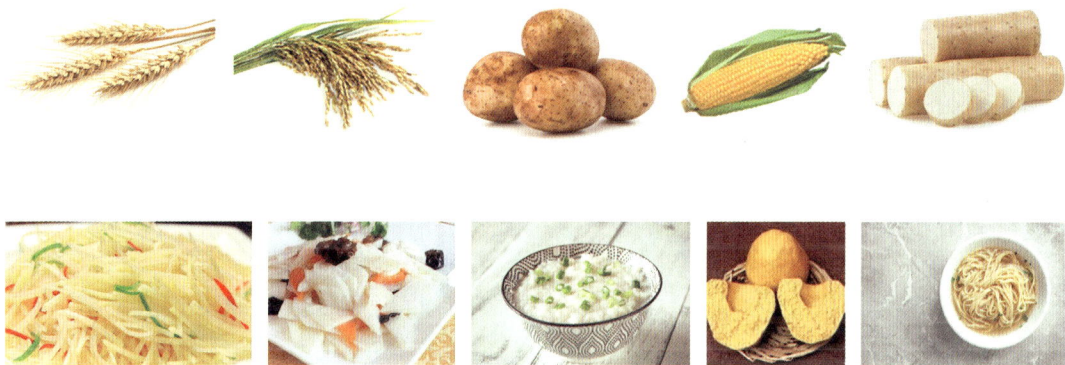

(三) 想一想

还有哪些食物是谷薯类制品？（粽子、汤圆、豆沙包等）

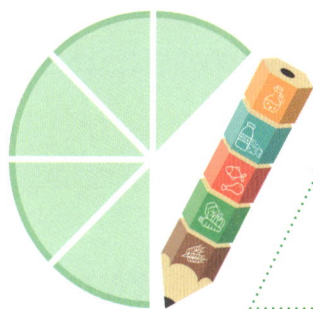

第三课 农田篇（二）——大豆、坚果类

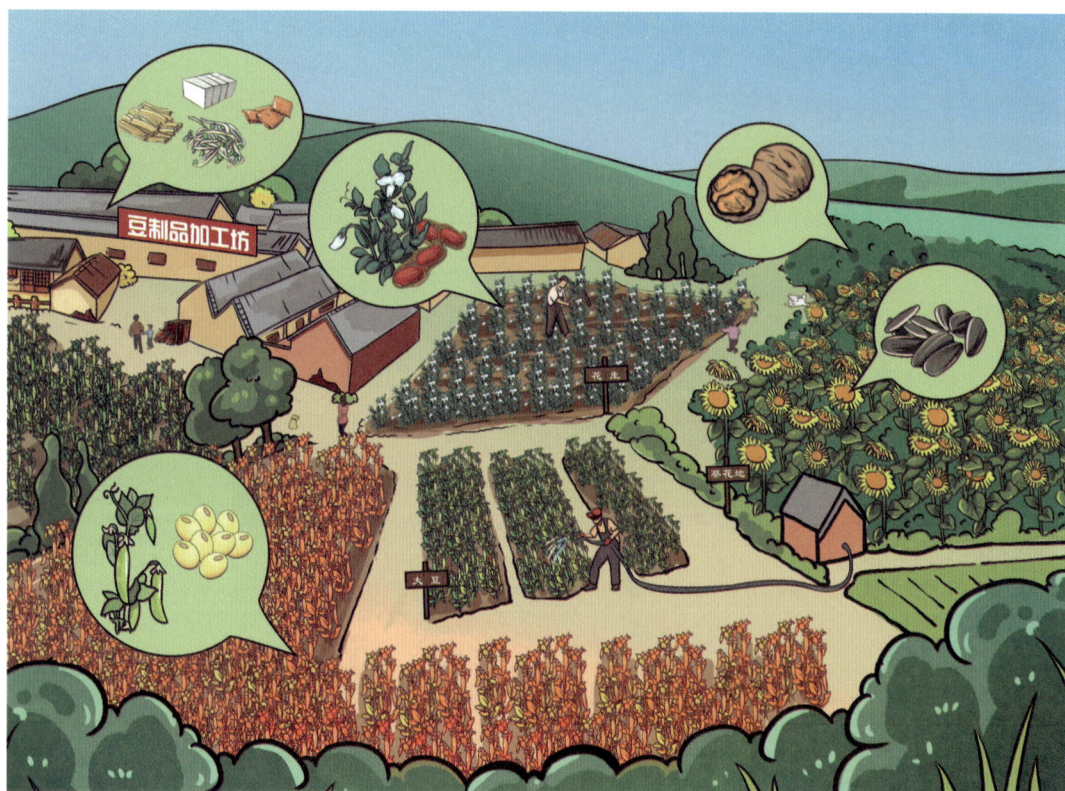

一、教学目标和重点

指导儿童认识常见的大豆与坚果类食物，了解大豆和坚果类食物的营养特点，指导儿童安全地食用坚果，增进儿童对大豆与坚果类食物的认知。

二、教学内容

(一) 大豆类

大豆类食物按种皮的颜色可分为黄豆、青豆(毛豆)、黑豆,可直接煮熟后食用,或制作成各种豆制品,如豆浆、豆腐、豆腐干、豆腐皮等(图 3-1)。

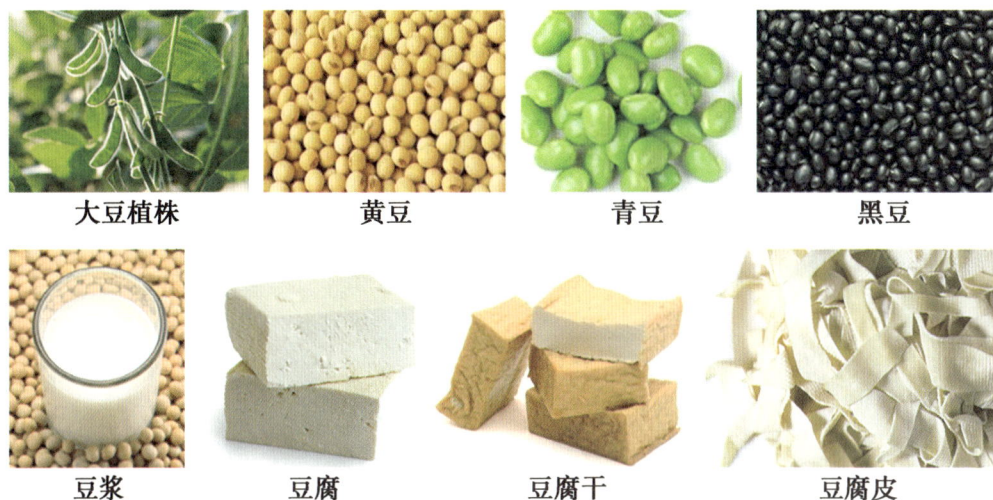

大豆植株	黄豆	青豆	黑豆
豆浆	豆腐	豆腐干	豆腐皮

图 3-1　常见大豆类食物及豆制品

下面以豆腐为例,介绍豆制品的制作工艺(图 3-2)。

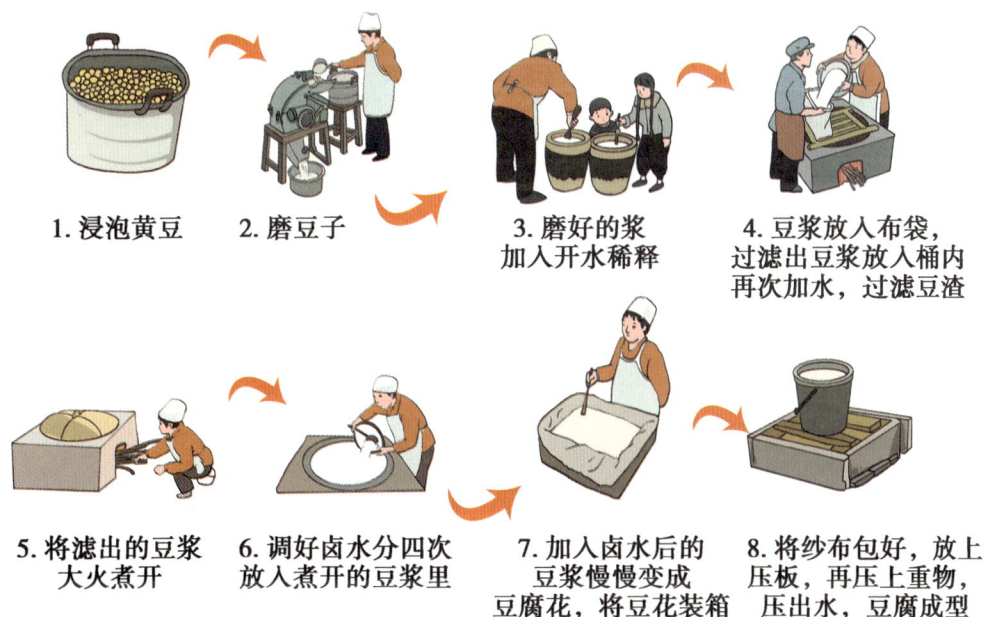

1. 浸泡黄豆　　2. 磨豆子　　3. 磨好的浆加入开水稀释　　4. 豆浆放入布袋,过滤出豆浆放入桶内再次加水,过滤豆渣

5. 将滤出的豆浆大火煮开　　6. 调好卤水分四次放入煮开的豆浆里　　7. 加入卤水后的豆浆慢慢变成豆腐花,将豆花装箱　　8. 将纱布包好,放上压板,再压上重物,压出水,豆腐成型

图 3-2　豆腐制作工艺

大豆类食物是植物性食物里蛋白质含量较高的一类食物,此外还富含脂肪、碳水化合物、矿物质和维生素,具有较高的营养价值。

> **【小贴士】 安全食用大豆**
>
> 大豆营养价值虽高,但生吃可能会出现恶心、呕吐、腹胀和腹泻等胃肠道症状。因此,生黄豆需要煮熟后才能食用,生豆浆同样需要先用大火煮沸,再改用文火煮 5 分钟左右后才能饮用。

(二) 坚果类

坚果类食物包括核桃、榛子、杏仁、扁桃仁、腰果、花生、葵花子、开心果等。不同种类坚果的风味、形状各不相同(图 3-3)。

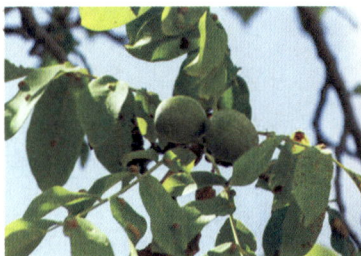 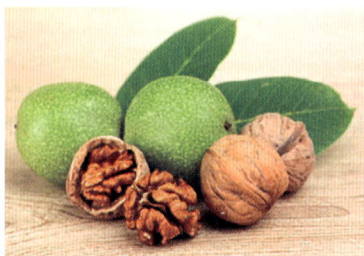

核桃

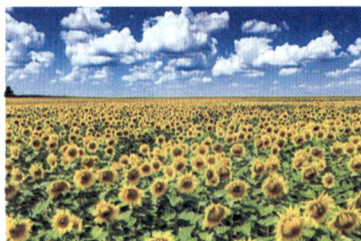 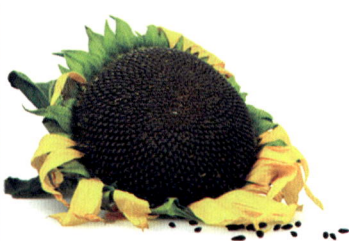

葵花子

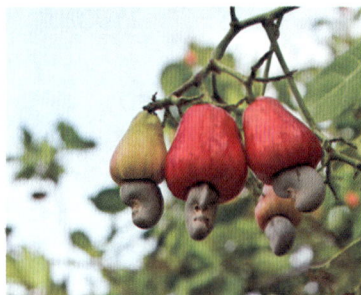 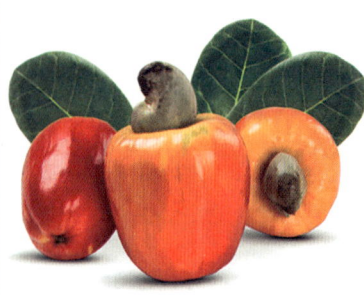

腰果

图 3-3 常见坚果类食物

坚果富含脂肪,大部分坚果中的脂肪酸以单不饱和脂肪酸为主,还富含 B 族维生素、维生素 E,以及钾、钙、锌等矿物质。

适量吃坚果对健康有益,但在吃坚果时要注意以下事项:

1. 儿童应在成人看护下食用,提醒儿童细嚼慢咽,食用时避免嬉笑打闹。

2. 首选原味、烘烤坚果。调味坚果含有较多盐分和香料,油炸坚果不仅营养流失且能量更高,不利于健康。

3. 坚果可被制成坚果酱或添加进饮料中,这些制品脂肪含量、添加糖含量均较高,营养价值较低,儿童要少吃或不吃。

4. 不吃发霉变质的坚果。有霉味、辣味、苦涩味或其他不良味道的坚果不能食用。

大豆作为原料可以压榨成食用油。此外,花生、核桃等坚果也可以经过压榨变成植物油用于烹调(图 3-4)。

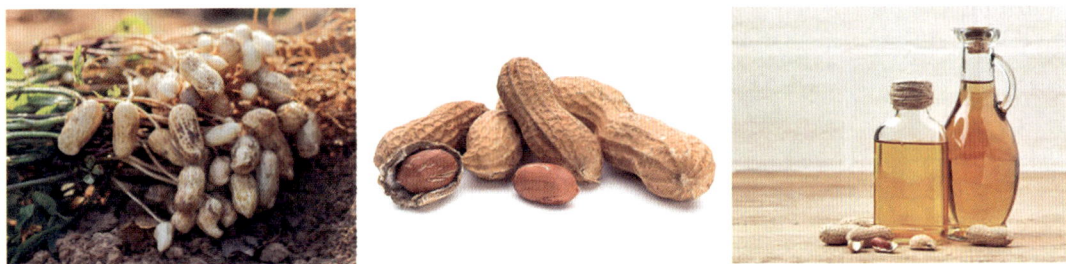

图 3-4 花生和花生油

(三) 大豆与坚果类食物营养特点

大豆是植物性食物中重要的蛋白质来源。大豆富含谷类蛋白缺乏的赖氨酸,与谷类一起食用可以起到蛋白质互补的作用。同时,大豆蛋白质中必需氨基酸的组成和比例与动物蛋白相似,因此,在动物性食物摄入不足的情况下,大豆可以作为优质蛋白质的良好来源。大豆中的脂肪以不饱和脂肪酸为主,容易被人体消化吸收。此外,大豆还含有丰富的维生素、矿物质和膳食纤维。

坚果脂肪含量较高,富含油脂的种子类坚果(花生、瓜子、核桃、腰果等)脂肪含量可达 40% 以上,富含不饱和脂肪酸。坚果的蛋白质含量也较高,但其消化吸收率较低,与谷薯类或禽畜肉类食物一起食用,可以发挥蛋白质互补作用,提高营养价值。坚果也是维生素 E 和 B 族维生素以及钾、钙、锌等矿物质的良好来源。但是,由于坚果脂肪含量较高,属于高能量食物,建议适量摄入,避免能量摄入过多。

建议 2~3 岁儿童每日大豆类食物摄入量为 5~15g,4~5 岁每日摄入量 15~20g,坚果类食物适量(表 3-1)。

表 3-1　大豆和坚果类食物标准份量示意图

种类	示意图			
豆类 20~25g 大豆/份	20g 大豆	= 60g 北豆腐	= 45g 豆干	= 150g 内酯豆腐
坚果类 10g/份	10g 瓜子仁	= 24g 瓜子		
	20g 花生米,2 份	= 28g 花生		

资料来源:中国营养学会.中国居民膳食指南(2022)[M].北京:人民卫生出版社,2022.

三、课堂实践与拓展

(一) 角色游戏——豆腐店/坚果小铺

豆腐店:小朋友角色扮演豆腐店老板与顾客,模拟制作豆浆和豆腐,了解豆制品的制作过程。

坚果小铺:通过观察外观或品尝味道,识别出哪些是坚果。鼓励儿童尝试自己剥坚果壳,锻炼动手能力。

(二) 想一想

大豆类和杂豆类的食物有什么区别呢?(课堂展示大豆类和杂豆类食物)

答案:杂豆类富含的营养物质是碳水化合物,因此杂豆通常作为主食食用,而大豆类食物与杂豆相比蛋白质含量更高。

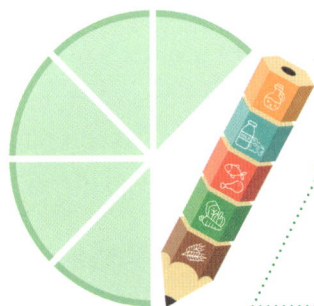

第四课　蔬果园篇——蔬菜、水果、菌类

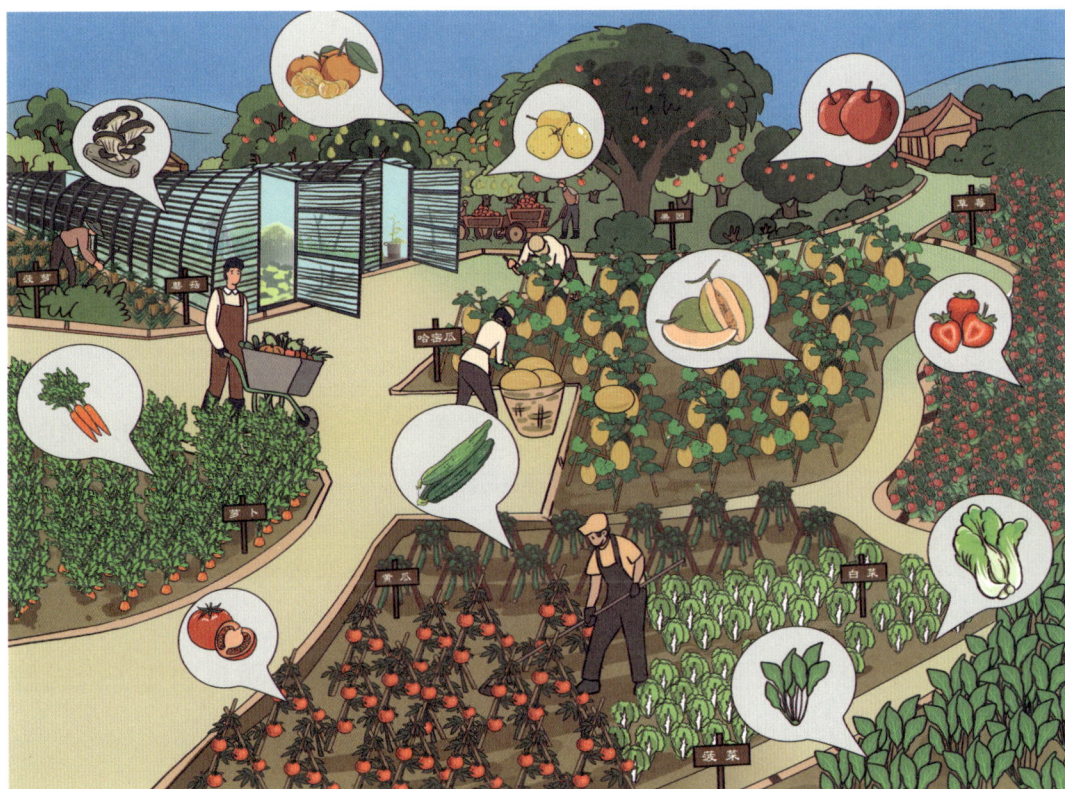

一、教学目标和重点

指导儿童认识常见的蔬菜、水果及菌类，了解它们的来源、生长过程及营养特点，增进儿童对蔬果及菌类食物的认知。

二、教学内容

（一）蔬菜类

蔬菜的种植也要经历和谷薯类食物相似的步骤，需要在合适的季节播种、浇水、施肥、收割后送到菜市场、超市，经过烹饪变成美味的食物（图4-1）。

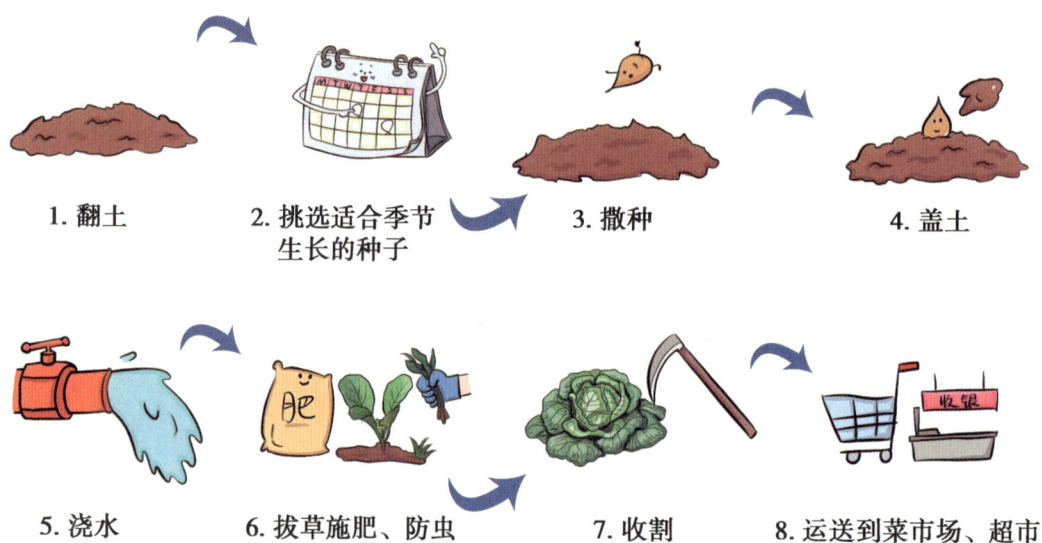

1. 翻土　　　2. 挑选适合季节　　　3. 撒种　　　4. 盖土
　　　　　　生长的种子

5. 浇水　　　6. 拔草施肥、防虫　　　7. 收割　　　8. 运送到菜市场、超市

图 4-1　蔬菜种植过程

蔬菜可以分为深色蔬菜和浅色蔬菜。深色蔬菜包括深绿色（如菠菜、油菜、西蓝花等）、橙红色（胡萝卜、西红柿、南瓜等）和紫红色（紫甘蓝、红苋菜等）蔬菜；浅色蔬菜主要包括白菜、生菜、白萝卜、黄瓜、茄子等，其中的黄瓜和茄子内瓤是浅色的，因此归类为浅色蔬菜（表4-1）。

表 4-1　常见蔬菜

分类	颜色	蔬菜名称		
深色蔬菜	深绿色	菠菜	油菜	西蓝花

续表

分类	颜色	蔬菜名称
深色蔬菜	橙红色	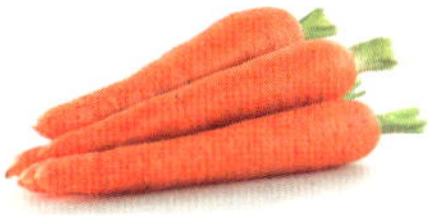 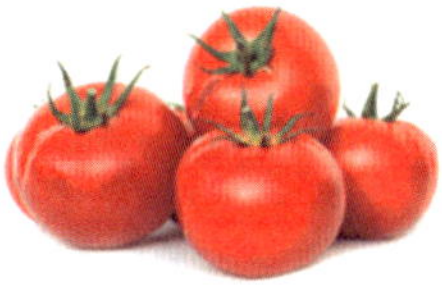 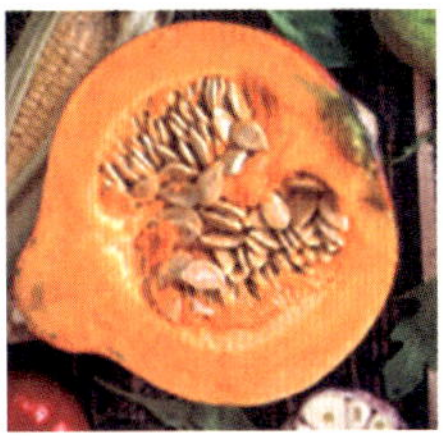 胡萝卜　　　西红柿　　　南瓜
	紫红色	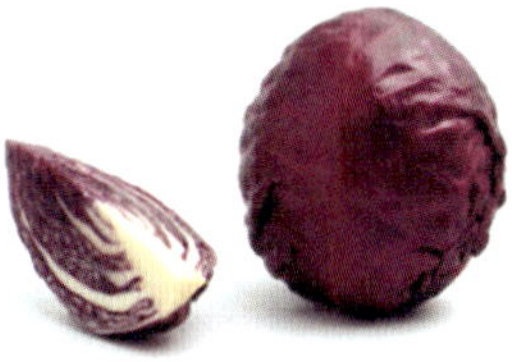 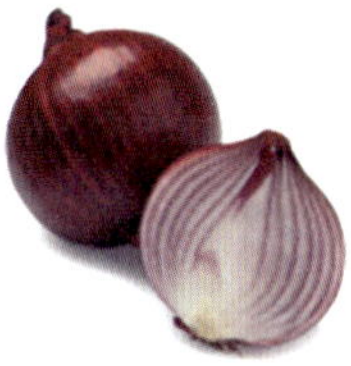 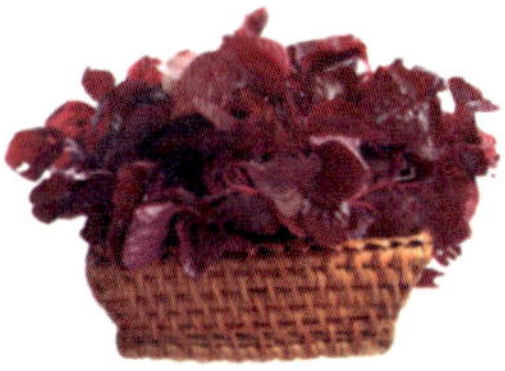 紫甘蓝　　　紫皮洋葱　　　红苋菜
浅色蔬菜		白菜　　　白萝卜　　　黄瓜　　　茄子

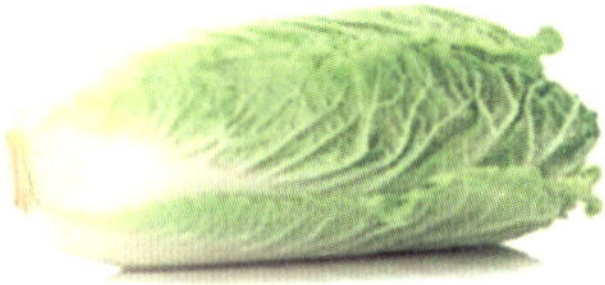

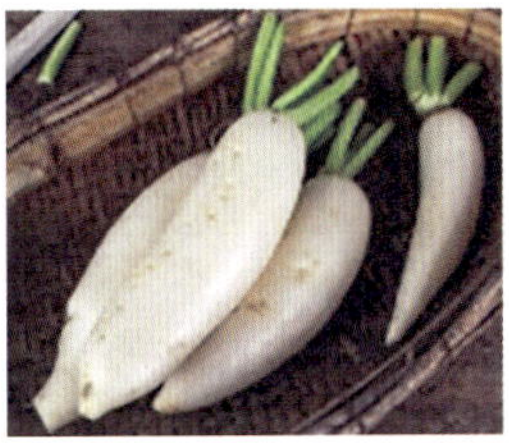

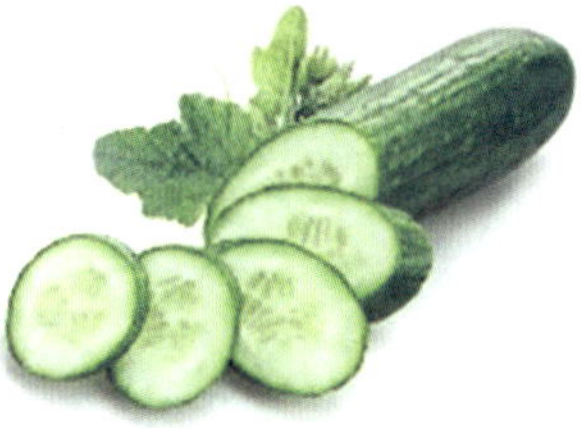

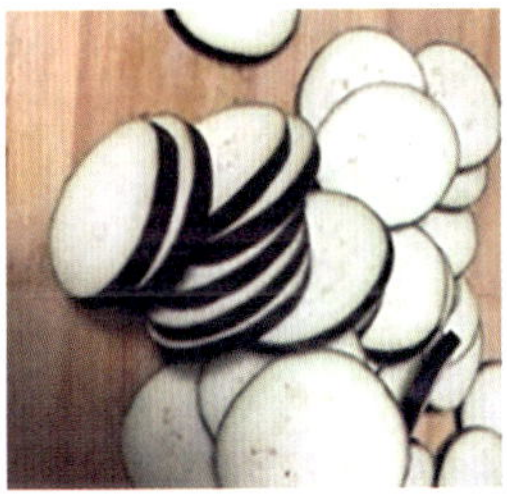

蔬菜中维生素的含量与其新鲜程度和颜色有关，深色蔬菜富含 β-胡萝卜素，是膳食维生素 A 的主要来源，新鲜的、嫩的蔬菜比枯老的、加工腌制过的蔬菜维生素含量高。因此在挑选蔬菜时要着重注意"鲜"，要尽量吃新鲜应季的蔬菜，多吃深色蔬菜，少吃腌制蔬菜。

（二）水果类

水果种子在播种后，经历发芽、长叶、开花的过程，最终结出的果实就是我们吃的水果。以草莓为例了解水果的生长过程（图 4-2）：

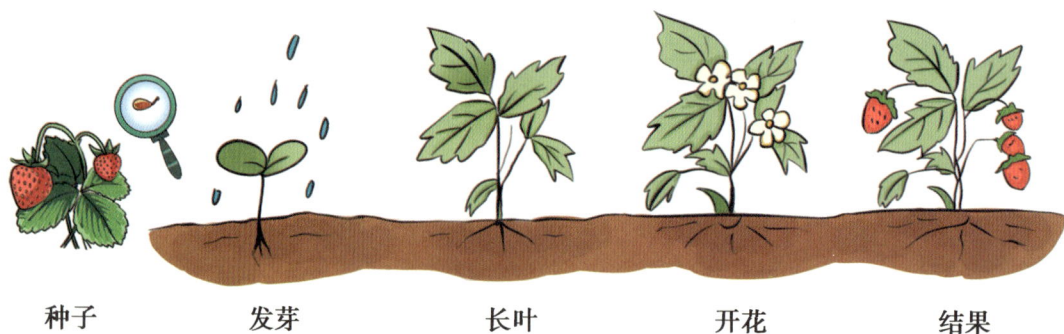

种子　　　　　　发芽　　　　　　长叶　　　　　　开花　　　　　　结果

图 4-2　草莓生长过程

　　水果种类丰富多样，不仅有五彩缤纷的颜色，大小形状也是各不相同（图 4-3）。常见的橙黄色水果有柑橘、芒果、木瓜、哈密瓜、沙棘果等，红色水果有红心火龙果、西瓜、樱桃等，紫色水果有葡萄、桑葚等。需要注意的是，按照颜色对蔬果进行分类的依据主要是根据果实内部的颜色，因此不能仅看果实表皮的颜色来判定某种蔬果属于哪一类颜色的食物。

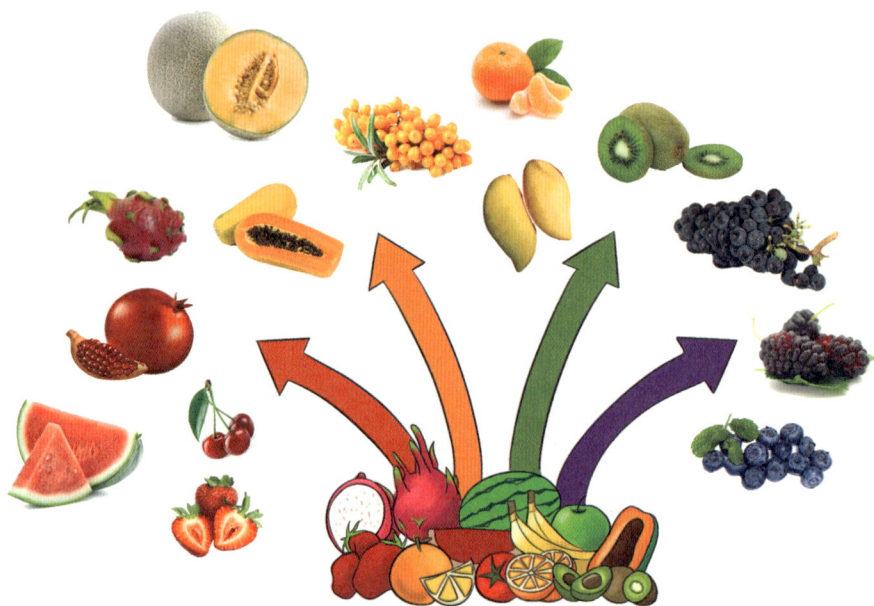

图 4-3　五彩缤纷的水果

（三）菌类

　　菌类一般生长在阴暗潮湿的地方。菌类食物品种繁多，如香菇、口蘑、木耳、银耳等。菌类食物含有丰富的营养成分和有益于人体健康的植物化学物，因此食用价值较高（图 4-4）。

香菇

口蘑

木耳

银耳

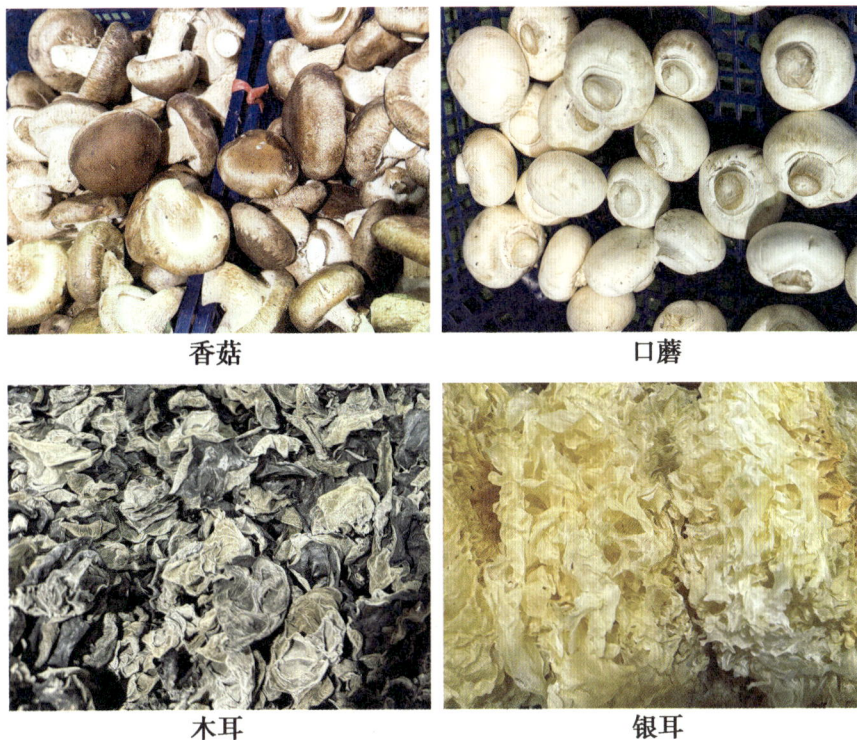

图 4-4 常见菌类食物

（四）蔬菜、水果与菌类食物营养特点

蔬菜、水果与菌类富含膳食纤维、维生素和矿物质等营养素。

深色蔬菜与浅色蔬菜相比更具营养优势。深色蔬菜是膳食维生素 A 的主要来源,因此深色蔬菜每天的摄入量应占到蔬菜总摄入量的一半以上。选择不同颜色蔬菜也是方便易行地实现食物多样化的方法之一。

新鲜水果富含多种营养素,是人体矿物质、维生素和膳食纤维的重要来源之一。新鲜水果富含多种维生素,特别是橙黄色的水果维生素 A 含量较多,营养价值较高。与新鲜蔬菜一样,水果中也含有丰富的膳食纤维,能够促进肠道的蠕动,有利于肠道健康。

通常来说,蔬菜的品种远多于水果,大多数蔬菜(尤其是深色蔬菜)的维生素、矿物质、膳食纤维等营养素的含量远高于水果。而水果中的碳水化合物比蔬菜多,且水果无须加热即可食用,可以避免很多营养素的流失。因此,水果和蔬菜都要吃,二者是不能互相代替的。建议儿童做到餐餐有蔬菜,日日有水果。

菌类含有蛋白质、膳食纤维、维生素(如维生素 B_{12}、维生素 D)、矿物质(如铁、锌)以及菌多糖等营养物质。需要特别提醒的是,菌类食物应在菜市场、超市等正规场所购买并进行充分地烹饪加工后再食用,野生菌类不可随意采摘食用,避免中毒事件的发生。

建议 2~3 岁儿童每日蔬菜摄入量为 100~200g,4~5 岁每日摄入量 150~300g;水果 2~3 岁儿童每日摄入量 100~200g,4~5 岁儿童每日摄入量 150~250g(表 4-2)。

表 4-2　蔬菜和水果类食物标准份量示意图

种类	示意图		
蔬菜 100g/ 份	100g 菠菜	100g 菠菜	100g 菠菜(熟)
	100g 油菜 2 颗(手长)	100g 油菜 5 颗(手中指长)	100g 油菜 (熟)
	100g 芹菜	100g 芹菜	100g 芹菜
水果 100g/ 份	1 份,130g 生重 (100g 可食部计)	2 份,260g 生重 (200g 可食部计)	
	1 份,135g 生重 (100g 可食部计)	2 份,270g 生重 (200g 可食部计)	

资料来源:中国营养学会 . 中国居民膳食指南 (2022)[M]. 北京:人民卫生出版社,2022.

三、课堂实践与拓展

(一) 接力游戏——逛菜园 / 果园

举例：由老师提问："蔬菜园里有什么？"小朋友们接力说出自己知道的蔬菜，说错或停顿时间过长时游戏结束。（果园相同）

(二) 猜谜语

1. 兄弟几个真和气，天天并肩坐一起，少时喜欢绿衣服，老来都穿黄色衣。（答案：香蕉）

2. 红嘴绿尾巴，嘴埋在地下，身上多营养，四季都吃它。（答案：菠菜）

3. 架上爬秧结绿瓜，绿瓜顶上开黄花，生着吃来鲜又脆，炒熟做菜味道佳。（答案：黄瓜）

4. 一顶小伞，落在林中，一旦撑开，再难收拢。（答案：平菇）

5. 圆圆脸儿像苹果，又酸又甜营养多，既能做菜吃，又可当水果。（答案：西红柿）

6. 身材瘦瘦个儿高，叶儿细细披绿袍，别看样子像青蒿，香气扑鼻味道好。（答案：芹菜）

(三) 课后实践——见证食物的诞生

请小朋友们抽签决定自己需要种植哪种食物。（A. 豆芽；B. 蒜苗；C. 豌豆苗）

1. 豆芽的种植

(1) 黄豆泡水 12 小时，中间换水 1~2 次（夏天可放在冰箱里泡，防止细菌滋生）；

(2) 泡好的豆子控水后放入可以沥水的篮子中，均匀平铺，豆子上盖一层湿的厨房用纸或干净的湿毛巾；

(3) 放在避光的位置，每天拿出来淋一次水；

(4) 四五天后收获豆芽。

2. 蒜苗的种植

(1) 剥好一头蒜，蒜发芽或不发芽都可以，找一个容器将蒜摆放整齐；

(2) 容器中加水，没过蒜的一半，放置在通风处；

（3）每天加一次水，保证水量没过蒜的一半即可；

（4）十天后观察蒜苗的长势如何。

3. 豌豆苗的种植

（1）豌豆泡水 8 个小时左右；

（2）找一个透明盒子（废弃的菜盒或水果盒即可）在底层铺一层土；

（3）再铺一层泡发后的豌豆，继续在顶层铺一层土；

（4）早晚各浇一次水，放置在通风有阳光的位置；

（5）十天后观察豌豆苗的长势如何。

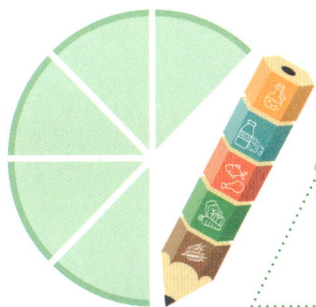

第五课　牧场篇（一）——畜禽肉蛋类

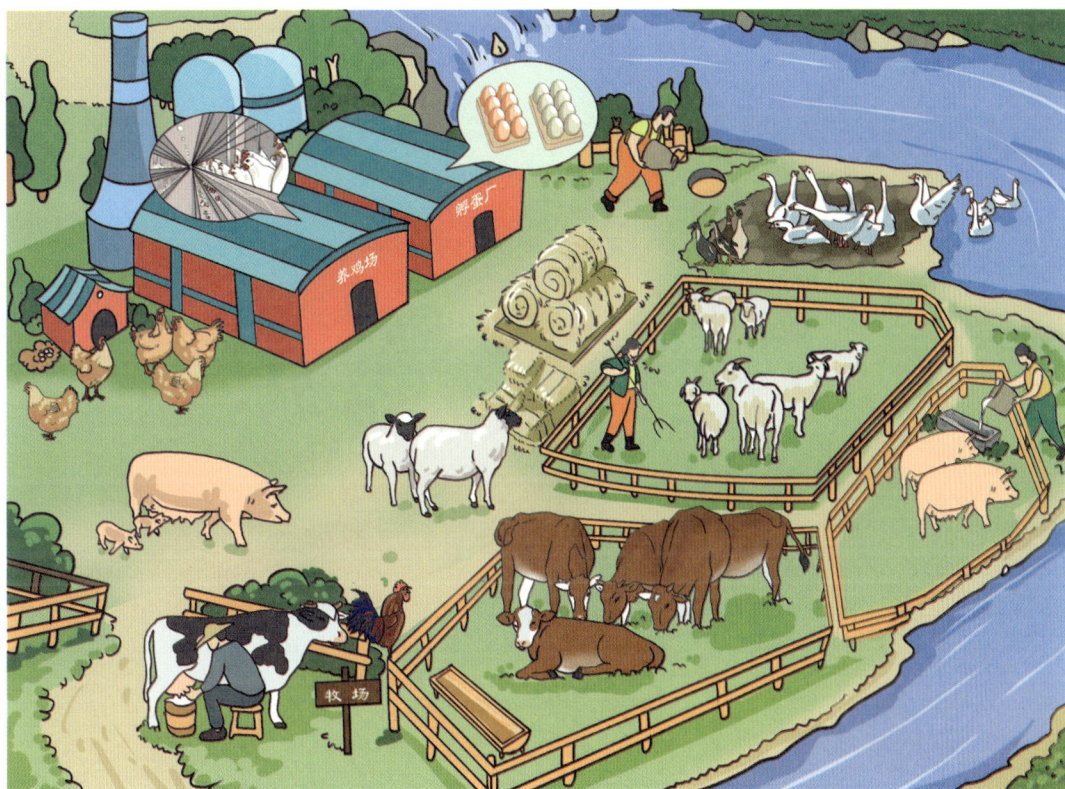

一、教学目标和重点

指导儿童认识畜禽肉蛋类食物及其制品，了解这些食物的营养特点，增进对动物性食物的认知。

二、教学内容

(一) 畜禽肉类

餐桌上的肉是怎么来的呢？以猪肉为例，猪肉会从养殖场送去检疫。检疫合格后的猪肉会加盖统一的检疫合格印章，签发检疫合格证，最终上市流通。

畜肉包括猪肉、牛肉、羊肉等，也可以称为"红肉"；禽肉包括鸡肉、鸭肉、鹅肉等，也称为"白肉"。通常来讲，红肉的脂肪含量比白肉高。畜肉中的脂肪含量以猪肉最高，其次是羊肉，牛肉较低；禽类中鸭肉和鹅肉的脂肪含量较高，鸡肉和鸽子肉较低(图 5-1)。

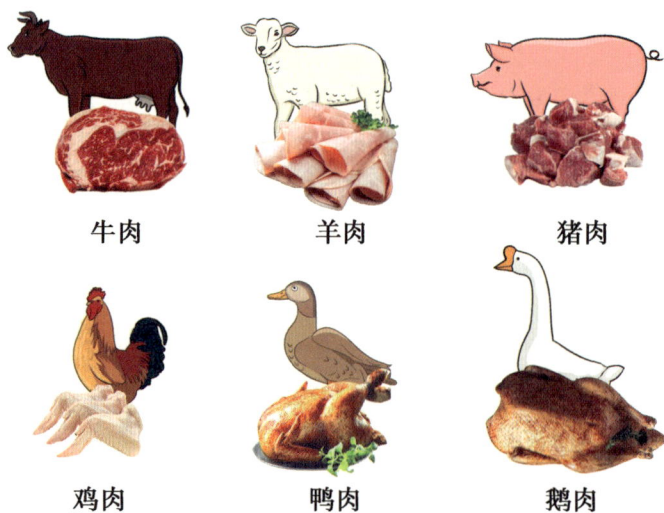

| 牛肉 | 羊肉 | 猪肉 |
| 鸡肉 | 鸭肉 | 鹅肉 |

图 5-1　常见畜禽肉类

畜禽肉的蛋白质大部分存在于肌肉组织中，属于优质蛋白质。此外，动物内脏如猪肝等含有丰富的维生素 A，同时也含有丰富的 B 族维生素和铁、锌、硒等矿物质。但大多数内脏产品的胆固醇含量较高，建议每周食用不超过一次，每月2~3 次，且每次不宜摄入过多。

(二) 蛋类

蛋类包括鸡蛋、鸭蛋、鹅蛋、鹌鹑蛋等，市售的鸡蛋主要来源于养鸡场或养鸡专业户。不同种类蛋的大小和颜色有所差异(图 5-2)。

鹌鹑蛋　　　　　鸡蛋　　　　　鸭蛋　　　　　鹅蛋

图 5-2　蛋类

　　蛋的结构由蛋壳、蛋清、蛋黄三部分组成。蛋类各种营养成分比较齐全,营养价值高。鸡蛋的蛋白质含量为 13% 左右,脂肪含量为 10%~15%,碳水化合物含量较低,约为 1.5%,维生素和矿物质含量较高。蛋白(蛋清)和蛋黄的营养成分也有所不同,为了营养均衡,建议儿童蛋黄和蛋白都要吃(图 5-3)。

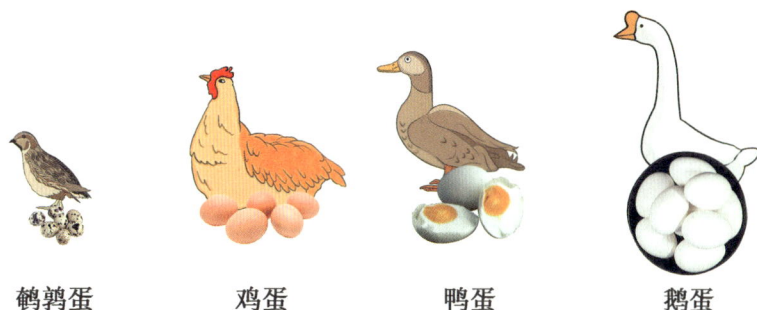

100g蛋黄		100g蛋白	
蛋白质:	15.2g	蛋白质:	11.6g
脂肪:	28.2g	脂肪:	0.1g
胆固醇:	1 510mg	胆固醇:	0mg
维生素A:	438μgRE	维生素A:	0μgRE
维生素B_1:	0.33mg	维生素B_1:	0.04mg
维生素B_2:	0.29mg	维生素B_2:	0.31mg
钙:	112mg	钙:	9mg
锌:	3.79mg	锌:	0.02mg

图 5-3　鸡蛋黄和鸡蛋白营养素含量

　　蛋类的吃法多种多样。以鸡蛋为例,可以做成水煮蛋、鸡蛋羹、西红柿炒鸡蛋等,尽量少吃油炸或煎蛋(图 5-4)。

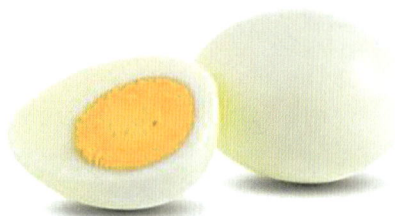

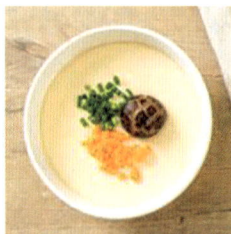

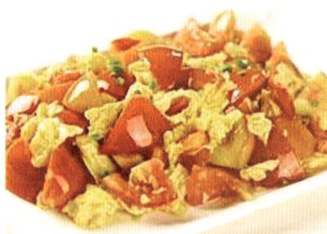

煮鸡蛋　　　　　　　　　鸡蛋羹　　　　　　　西红柿炒鸡蛋

图 5-4　蛋类的吃法

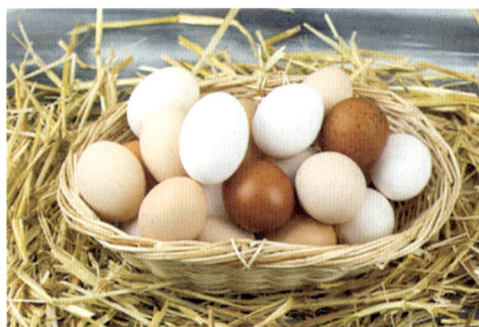

【小贴士】　在选购鸡蛋时，无需专门挑选颜色。颜色是由鸡本身的遗传基因决定的，不同颜色的鸡蛋营养价值基本相同。

（三）畜禽肉蛋类食物营养特点

畜禽肉蛋类食物富含蛋白质和脂肪，对于儿童的生长发育尤为重要。

畜禽肉是蛋白质的主要来源。蛋白质是构成人体最基本的"建筑材料"，参与人体的生命活动、生长发育和组织更新。畜肉脂肪以饱和脂肪酸为主，动物血和红肉中铁含量丰富，吸收利用率高，是人体铁的主要营养来源。

蛋类蛋白质的吸收率高达 98%，是优质的蛋白质来源，所含维生素的种类也较为丰富。蛋白和蛋黄的营养成分有所不同，脂肪与矿物质主要集中存在于蛋黄中。因此，建议儿童蛋黄和蛋白都要吃，以实现均衡营养。

需要注意的是，吃加工肉制品不等于吃肉。加工肉制品是以肉类作为主要原料，经过进一步加工而成的产品，常见的有肉松、肉干、香肠、火腿肠等。加工肉制品易出现脂肪氧化及 B 族维生素的损失，营养价值有所降低。此外，火腿等加工肉制品大多为高钠的食品，大量食用会摄入过多的钠，因此应少吃。尽量选择新鲜畜禽肉类进行简单烹饪后食用，少吃或不吃再加工或者深加工的肉制品。

建议 2~5 岁儿童每日畜禽肉鱼类摄入量为 50~75g，每日蛋类摄入量为 50g（表 5-1）。

表 5-1　肉类和蛋类食物标准份量示意图

种类	示意图			
肉类 40~50g/ 份	50g 瘦肉 （脂肪 5%~10%）	50g 瘦肉 （脂肪 5%~10%）	50g 五花肉 （脂肪 40%~58%）	50g 五花肉 （脂肪 40%~58%）
蛋类 40~50g/ 份	乒乓球	52g	60g	70g　　87g

资料来源：中国营养学会 . 中国居民膳食指南（2022）[M]. 北京：人民卫生出版社，2022.

三、课堂实践与拓展

（一）看一看、摸一摸

准备鸡蛋、鸭蛋、鹅蛋、鹌鹑蛋实物若干及对应的动物展板，以及蛋筐、蛋托、盘子、透明盒。将蛋放置在场地中央，请小朋友看一看、摸一摸。老师提问："你认识这些蛋吗？ 它们分别是什么蛋？"鼓励小朋友讲述自己认识的蛋，并说出蛋的名字。（提示：小心清洗蛋皮表面污垢后再让小朋友触摸。）

（二）课堂小游戏

1. 玩"找不同"的游戏。鼓励小朋友通过观察、比较，发现蛋的不同。老师提问："仔细观察你认识的蛋。这些蛋都是一样的吗？ 它们有什么不同？"鼓励小朋友自由探索并说出自己的发现。

2. 玩"蛋宝宝找妈妈"的游戏。通过游戏了解不同动物生的蛋的差异。老师提问："这是什么蛋？ 它的妈妈是谁？"

（三）试一试

鼓励小朋友尝试将蛋打开，自主探索蛋的结构。

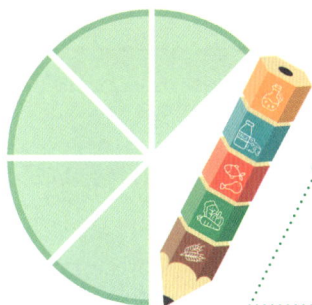

第六课　牧场篇（二）——奶类

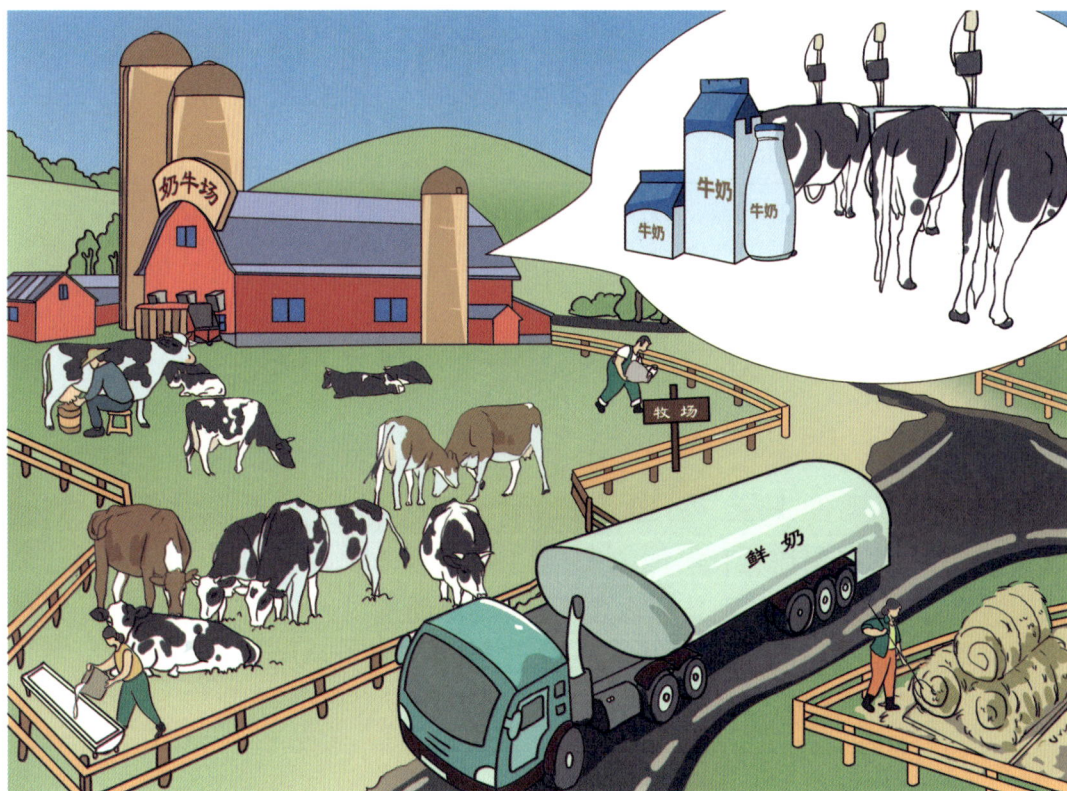

一、教学目标和重点

指导儿童认识常见的奶类及其制品,了解奶类食物的营养特点,从营养角度区分含乳饮料与液态奶。对出现乳糖不耐受症状的儿童进行正确引导,学会分辨饮奶误区,增进对奶类的正确认知。

二、教学内容

(一) 奶类

生活中常见的奶类包括牛奶、羊奶等,其中牛奶是我们饮用最多的奶类。牛奶是由奶牛分泌后,经过检验、灭菌等流程,送到超市等地进行售卖。饮奶时要特别注意保质期,牛奶开封后要密封冷藏并尽快饮用(图 6-1)。

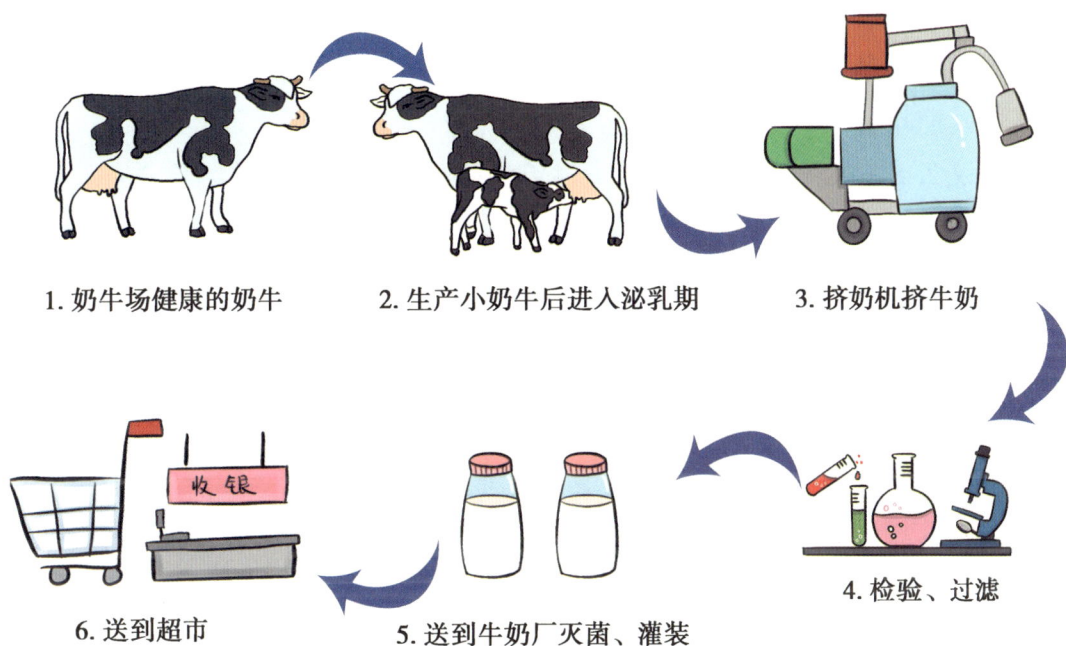

1. 奶牛场健康的奶牛　2. 生产小奶牛后进入泌乳期　3. 挤奶机挤牛奶

4. 检验、过滤

6. 送到超市　5. 送到牛奶厂灭菌、灌装

图 6-1　牛奶生产过程

(二) 奶制品

常见的奶制品主要是以牛奶为原料进一步加工而成的,包括酸奶、奶酪、奶粉、炼乳等。酸奶和炼乳中往往会为了调节口味添加较多的糖,而奶酪在制作的过程中会添加盐,儿童应适量食用(图 6-2)。

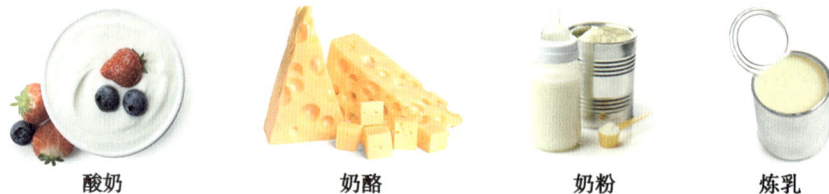

| 酸奶 | 奶酪 | 奶粉 | 炼乳 |

图 6-2 奶制品

(三) 奶类及其制品的营养特点

奶类富含钙、蛋白质和维生素等营养物质,能让儿童的骨骼更加健康,长得更高。奶及奶制品营养成分丰富,组成比例适宜,容易消化吸收,因此营养价值较高。奶类中的乳糖能促进钙、铁、锌等矿物质的吸收,对肠道健康也具有重要意义。鼓励儿童从小养成饮奶的好习惯。

建议 2~5 岁儿童每日奶类摄入量为 350~500g(表 6-1)。

表 6-1 奶类食物标准份量示意图

种类	示意图		
奶类 200~250ml/ 份	200ml 牛奶	25g 奶酪	125ml 酸奶 ×2

资料来源:中国营养学会 . 中国居民膳食指南(2022)[M]. 北京:人民卫生出版社,2022.

(四) 奶类的常见误区

1. 含乳饮料不是奶

纯牛奶的配料表中只有生牛乳,而含乳饮料的配料表中除了牛乳或乳粉以外,还添加饮用水和糖,以及甜味剂、香精等食品添加剂,饮用水因含量最高往往排在配料表第一位,因此含乳饮料的营养价值远不如纯牛奶(图 6-3)。

● 产品类型:高温杀菌乳   ● 贮存条件:2℃-6℃冷藏
● 产品标准号:Q/MZRY0001S   ● 保质期:18天
● 配料:生牛乳   ● 生产日期:见封口

开封后请冷藏保存并尽快饮用。
为防止温度上升影响牛奶品质,牛奶从冰箱里取出
后请勿在室温久放,并及时放回冰箱。

营养成分表

项目	每100毫升	营养素参考值%
能量	281千焦	3%
蛋白质	3.5克	6%
脂肪	3.7克	6%
碳水化合物	5.0克	2%
钠	60毫克	3%
钙	115毫克	14%

非脂乳固体:≥8.1g/100g

营养成分表

项目	每100克	营养素参考值%
能量	125千焦	1%
蛋白质	1.0克	2%
脂肪	0克	0%
碳水化合物	7.1克	2%
——糖	1.5克	
钠	27毫克	1%
钙	35毫克	4%

钙营养声称仅以每420kJ计
* PC-01即副干酪乳酸杆菌 PC-01(添加量≥10mg/kg)
蔗糖:未检出(依据GB 5009.8)

产品类型:活菌型乳酸菌饮品 产品标准号:GB/T 21732
配料表:水、麦芽糖醇液、脱脂乳粉、赤藓糖醇、可溶性大豆多糖、三氯蔗糖、
食品用香精、副干酪乳酸杆菌…
本品含大豆,乳成分。乳酸菌数≥1×10⁶CFU/100g
贮存和运输条件:2℃-10℃冷藏 保质期:30天 生产日期:见包装喷码
*活菌500亿:出厂时活性益生菌(副干酪乳酸杆菌)≥5×10⁹CFU/100g,请
在规定的贮存和运输条件下保存,如保存条件变化,可能会导致菌数减少,
有可能少量析水、沉淀属于正常现象,喝前请摇匀。

纯牛奶   含乳饮料

图 6-3   纯牛奶和含乳饮料的配料表

2. 奶茶不是奶

现在市面流行的奶茶很多都是不含纯牛奶的,取而代之的是食品添加剂和添加糖,能量高,营养价值低,不建议儿童饮用(图 6-4)。

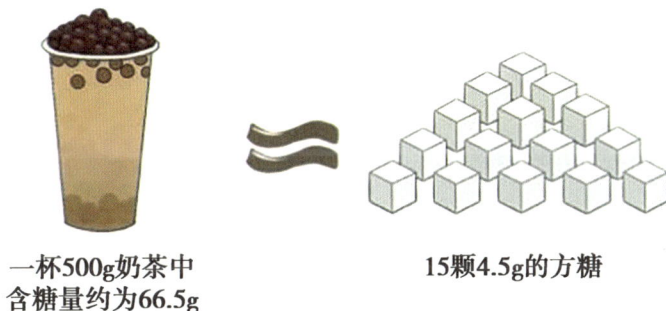

一杯500g奶茶中   15颗4.5g的方糖
含糖量约为66.5g

图 6-4   奶茶中的含糖量

3. 奶片的营养价值不及纯牛奶

奶片是奶粉经过深加工制成的,加工过程会导致营养成分被破坏。另外,奶片除了含有全脂奶粉,还添加了糖和其他食品添加剂。因此奶片的营养价值远不及纯牛奶(图 6-5)。

4. 奶油不可以代替牛奶

奶油是从牛奶中提取的脂肪成分,主要成分是脂肪,蛋白质和钙含量很低,过多食用会导致肥胖以及其他慢性疾病的发生。奶油的营养价值较低,要控制食用量,更不能用奶油代替纯牛奶。

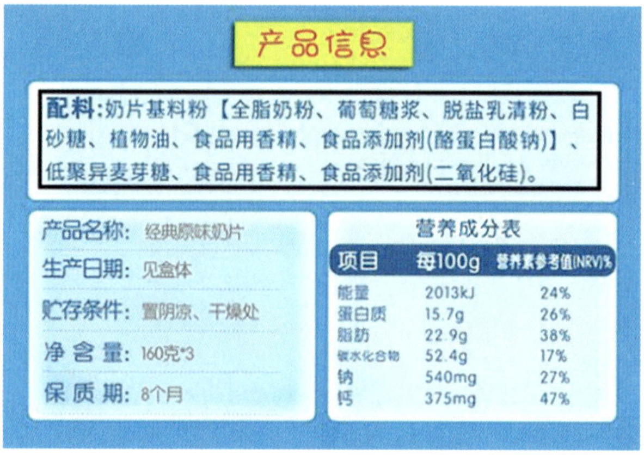

图 6-5　奶片的配料表

5. 乳糖不耐受也可以饮奶

由于乳糖酶缺乏或活性低下导致空腹饮奶后出现肠胃不适,如腹胀、腹泻、腹痛等症状,称为乳糖不耐受,如有类似症状的儿童可以尝试以下方法饮奶:

(1) 饮奶前或饮奶时进食固体食物,如主食;

(2) 少量、多次饮奶;

(3) 选择酸奶;

(4) 选用无乳糖奶或饮奶时加用乳糖酶。

三、课堂实践与拓展

体验和爸爸妈妈一起在家自制酸奶

材料:一盒 250ml 牛奶、30g 酸奶、煮奶锅、电饭锅(有酸奶模式)。

步骤:

1. 将奶锅、电饭锅内胆和会用到的勺子洗干净后用开水烫一下,保证无水无油无菌;

2. 用奶锅把牛奶加热到 40℃左右;

3. 将 30g 酸奶倒入 250ml 牛奶中搅匀;

4. 将混合后的牛奶倒入灭菌后的电饭锅内胆里,选择酸奶模式开始发酵(时间 8 小时左右);

5. 发酵好的酸奶需要放在冰箱冷藏,无糖酸奶加些蜂蜜、水果或坚果麦片口感更好。

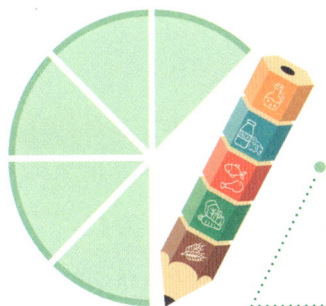

第七课　渔场篇——水产类

一、教学目标和重点

指导儿童认识水产类食物及其制品,了解这类食物的营养特点,增进对此类食物的认知。

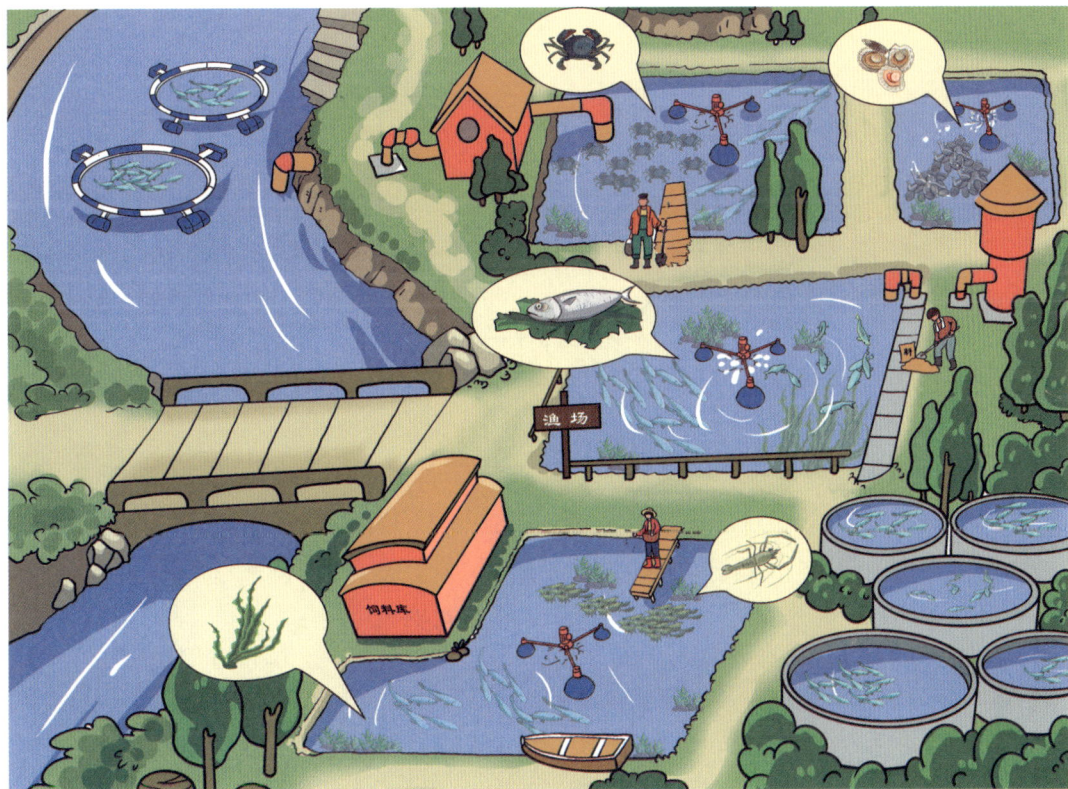

二、教学内容

（一）鱼、虾、蟹、贝类

水产品包括鱼、虾、蟹、贝类和藻类，它们一般生长在海、江、河、湖中，可直接从中捕捞获得，也可以通过人工养殖获得，如草鱼、基围虾、大闸蟹、扇贝、鱿鱼等（图7-1）。

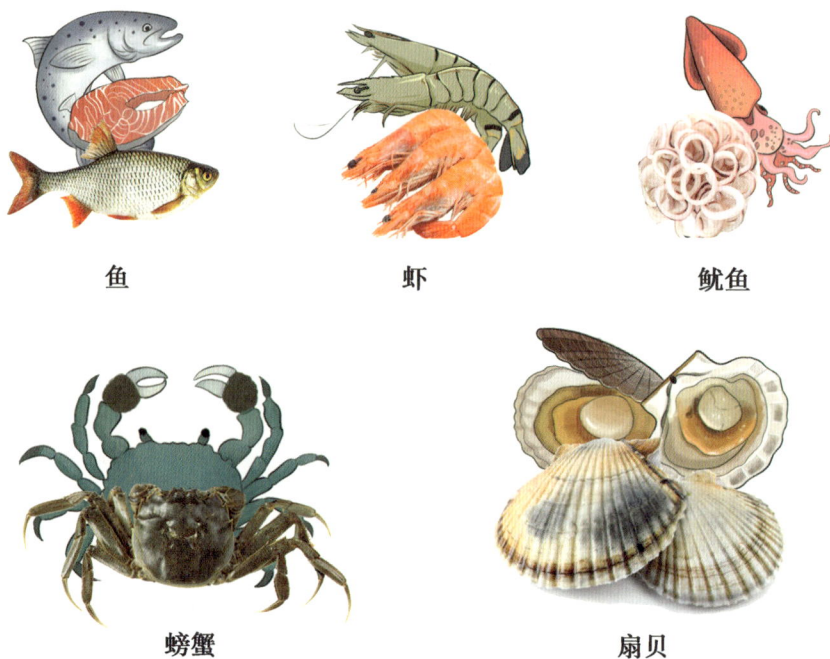

鱼　　　　　　　虾　　　　　　　鱿鱼

螃蟹　　　　　　　扇贝

图7-1　常见水产品

鱼、虾、蟹、贝类也属于"白肉"，其蛋白质含量丰富且容易消化吸收，还富含对大脑发育有益的营养物质，如二十碳五烯酸（EPA）和二十二碳六烯酸（DHA）等。

（二）藻类

藻类植物有很多种，常见可烹饪食用的有海带、紫菜、裙带菜等（图7-2）。

藻类食物的碳水化合物中膳食纤维约占 50%,含有丰富的矿物质(尤其是碘)和维生素。

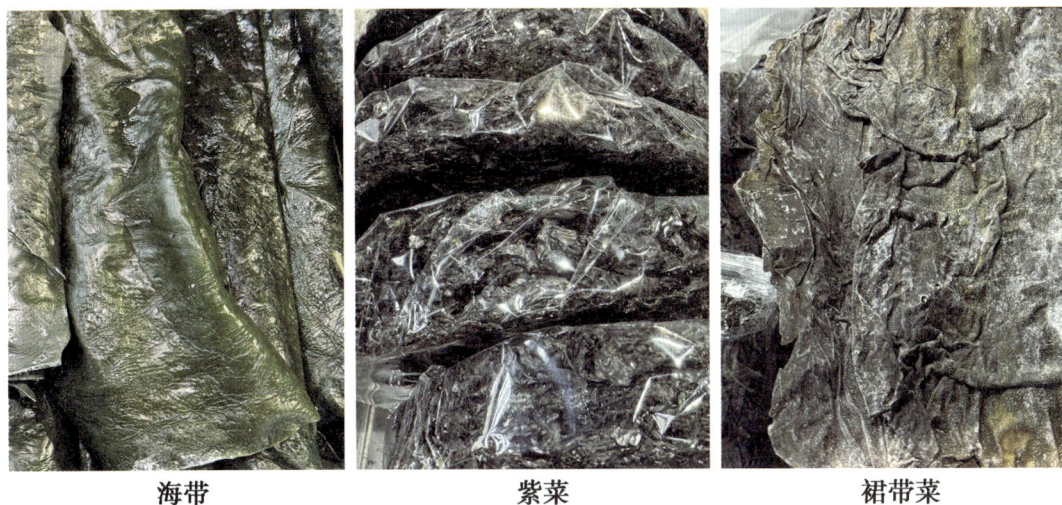

海带　　　　　　　　紫菜　　　　　　　　裙带菜

图 7-2　常见藻类

(三) 水产类食物营养特点

鱼、虾、蟹、贝类蛋白质是优质蛋白质,含有人体需要的必需氨基酸。鱼类脂肪含量较低,深海鱼含有丰富的不饱和脂肪酸,其中含量较高的 EPA 和 DHA,有利于儿童大脑发育。海水鱼含碘丰富,牡蛎和扇贝的锌含量较高。此外,鱼、虾、蟹、贝类也是维生素 A、维生素 D 的重要食物来源。

藻类食物含有丰富的维生素、矿物质、蛋白质、碳水化合物,有利于儿童的大脑和体格发育。

建议 2~5 岁儿童每日畜禽肉鱼类摄入量为 50~75g(表 7-1)。

表 7-1　鱼类和虾类食物标准份量示意图

种类	示意图		
鱼类 40~50g 可食部 / 份	50g 三文鱼	90g 草鱼	65g 带鱼

续表

种类	示意图
虾 40~50g/份	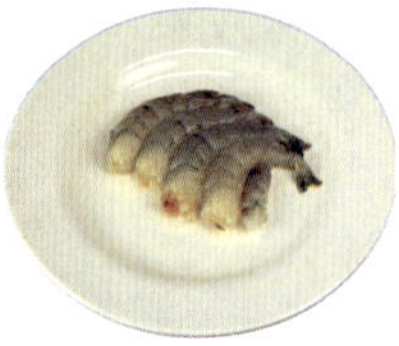 85g 草虾 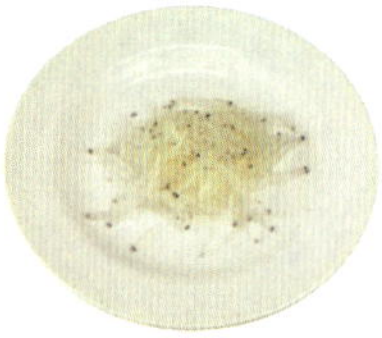　　　　50g 小银鱼

资料来源：中国营养学会．中国居民膳食指南（2022）[M]．北京：人民卫生出版社，2022.

三、课堂实践与拓展

（一）找同类

　　请小朋友们随机抽取名牌并佩戴在身上，不同的名牌代表不同种类的食物。由老师发出指令，例如"水产品食物有什么？"抽取到水产品食物名牌的小朋友们要迅速找到同伴并抱团。

（二）钓鱼游戏

　　准备玩具道具（钓竿、鱼、虾、蟹、贝、藻类等），请小朋友们体验钓鱼并加深对水产类食物的认识。

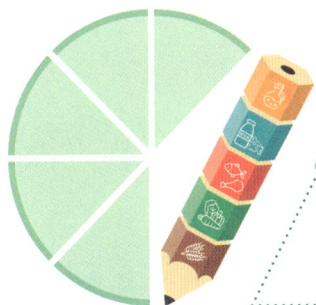

第八课 生命之源——饮用水

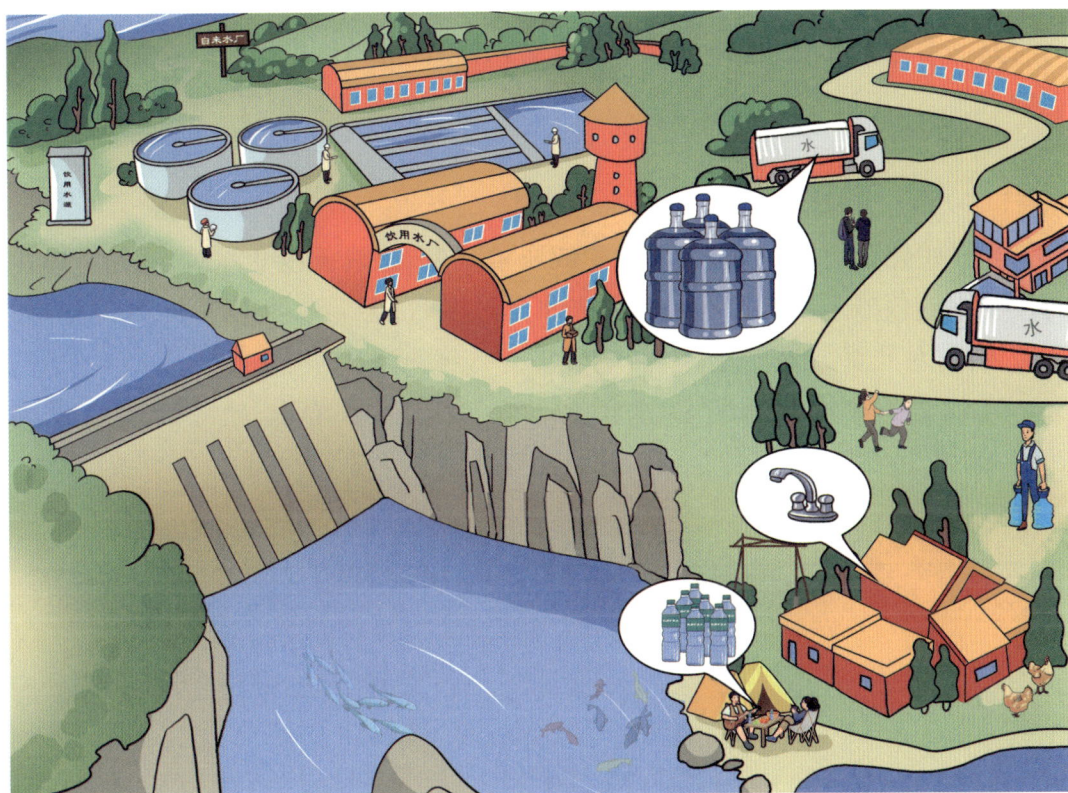

一、教学目标和重点

指导儿童正确认识水,强调饮料不能代替水,引导儿童合理饮水并帮助儿童建立安全饮水意识。

二、教学内容

（一）水的重要性

人类的生存离不开水。不仅如此,自然界中其他的动物、植物都离不开水。水是人体最重要的组成部分,对维持人体健康发挥着至关重要的作用。水的摄入和排出维持着动态平衡,饮水过多或过少都会影响健康。饮水不足会降低机体的身体活动能力和认知能力,因此,应做到每天足量饮水、少量多次。同时特别需要注意的是,含糖饮料不能代替水,建议儿童喝白水,少喝或不喝含糖饮料。

（二）科学饮水

当开始感到口渴,排尿次数减少或尿量减少、尿液黄色变深时,就是身体在发出缺水的信号了。饮水不足或丢失水分过多时,会导致体内缺水,代谢变慢,反应迟钝,对儿童健康产生不利影响。

建议 2~3 岁儿童每日饮水量为 600~700ml,4~5 岁儿童每日饮水量为 700~800ml,即 200ml 容量的水杯,每天需要饮用 3~4 杯(表 8-1)。

表 8-1　水标准份量示意图

种类	示意图	
水 200~250ml/ 份	200ml 水,一份	500ml 瓶装水,2.5 份

资料来源:中国营养学会 . 中国居民膳食指南 (2022)[M]. 北京:人民卫生出版社,2022.

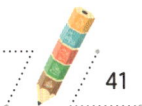

少量多次饮水是科学的饮水方法：

（1）饮水时间可以均匀分布在一整天的活动中，主动喝水，随时喝水，不要等到口渴再喝水；

（2）建议每天晨起饮一杯水，感到炎热、出汗多，或在运动过程中时要适当多喝水；

（3）大量运动后要先适当休息，再少量多次喝水；

（4）不要喝生水，少喝冰水或烫水，建议喝适宜温度的白水；

（5）进餐前后不宜在短时间内饮用大量的水，以免影响食物消化。

（三）饮料的危害

常见的含糖饮料有果蔬饮料、含乳饮料、茶饮料、碳酸饮料以及市售奶茶等。

过多饮用含糖饮料，会损害牙釉质并引发龋齿。因此，喝饮料后要注意漱口，保持口腔卫生。长期大量饮用含糖饮料会摄入过多的糖和能量，多余的能量在体内转化成脂肪蓄积，增加肥胖风险。长期大量饮用碳酸饮料还可能影响体内矿物质的吸收，影响儿童骨骼健康。此外，零糖零卡的饮料也并不是完全健康的饮料，这种饮料的甜味通常来自非营养性甜味剂，甜味剂可能会引起大脑兴奋从而不自觉地摄入更多的高热量食物，还可能对人体的糖代谢产生不良影响。因此，无论哪种饮料都不能够代替饮用水，儿童应当喝白水，少喝或不喝饮料。

有些儿童不喜欢喝没有味道的白水，可以在水中加入 1~2 片新鲜柠檬或者 3~4 片薄荷叶等增加水的色彩和味道，也可以自制一些传统饮品，如自制绿豆汤，不加或少加糖。

（四）饮用安全的水

我们日常生活中能接触到的水并非都可以饮用。白水是饮用水的首选，包括煮沸后的自来水、经过滤净化处理后的直饮水、桶装水、纯净水、矿泉水等。但是，未经煮沸的自来水、江河湖泊、水井或水塘中的水，可能含有有害物质，饮用这类不洁净的水可能会生病，不建议饮用。

三、课堂实践与拓展

(一) 饮水记录表

请小朋友们完成自己的喝水记录表。

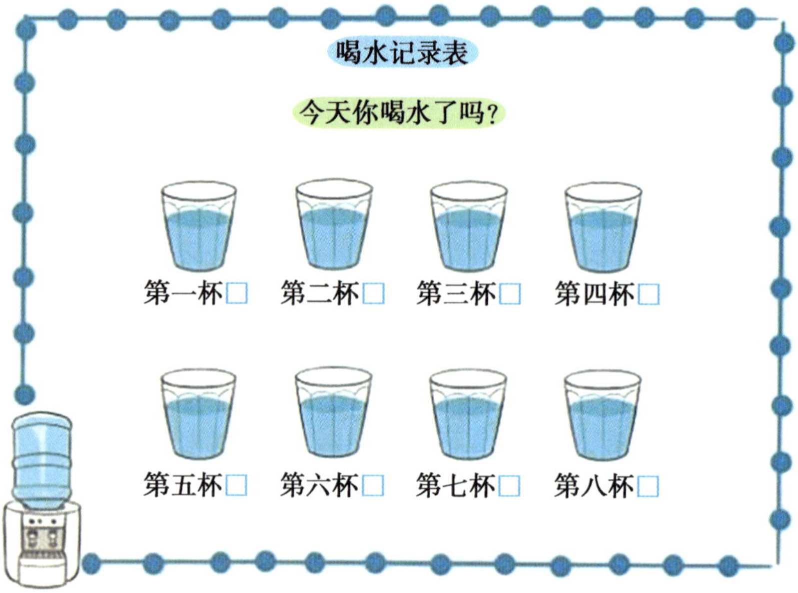

喝水记录表

今天你喝水了吗?

第一杯□　第二杯□　第三杯□　第四杯□

第五杯□　第六杯□　第七杯□　第八杯□

(二) 观察实验

请小朋友们做观察实验。在教室讲台上摆放一枝鲜花,花瓶中不放水,观察第一天、第三天和第七天这朵鲜花的样子,想一想花朵为什么发生了变化?

(三) 猜一猜

请老师准备几个不同大小的杯子,请小朋友们猜一猜每种杯子可以盛多少水,每天小朋友们应该喝几杯这样的水。

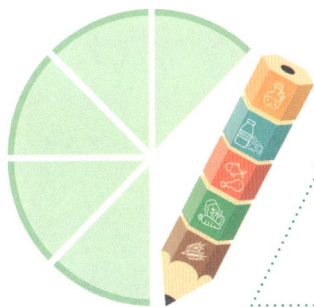

第九课 加工制作篇——烹调油、食用盐、添加糖

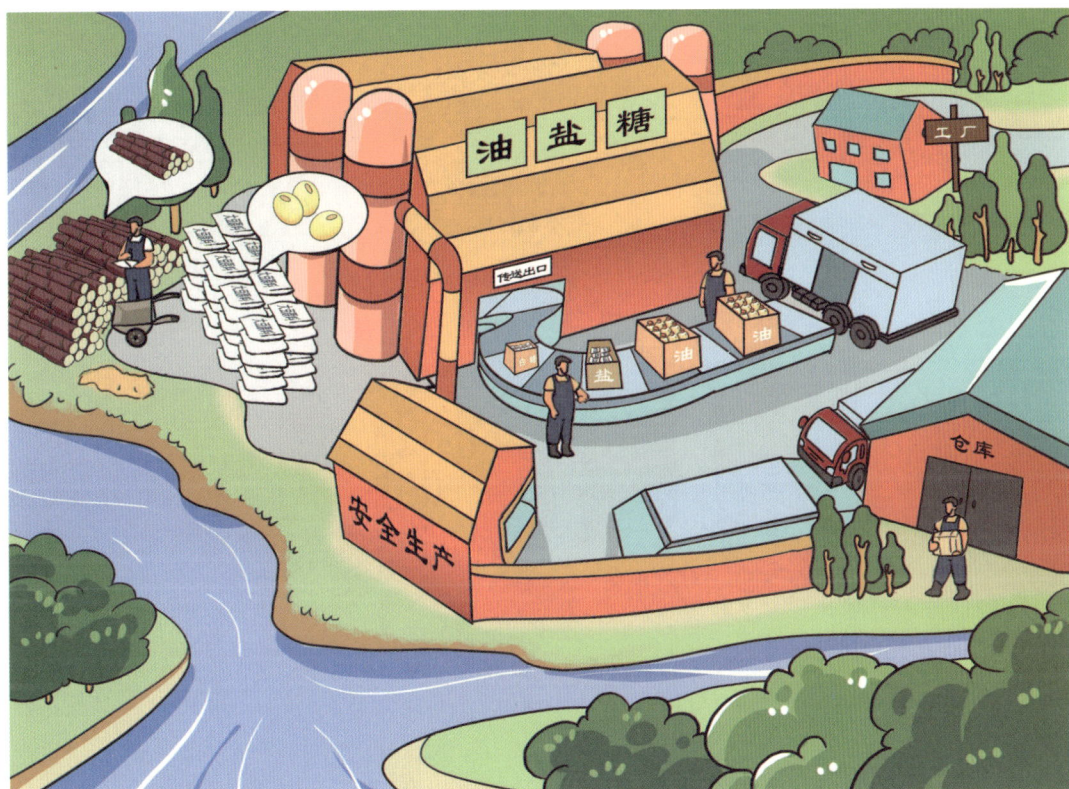

一、教学目标和重点

指导儿童正确认识膳食中的烹调油、食用盐和添加糖，了解它们的营养特点。

二、教学内容

（一）烹调油

烹调油根据其来源和特性不同可分为植物油、动物油脂和油脂制品。

植物油来源于油料作物或其他植物组分，在常温下大多呈液体状态，通常称为"油"，包括花生油、菜籽油、大豆油等（图 9-1）。

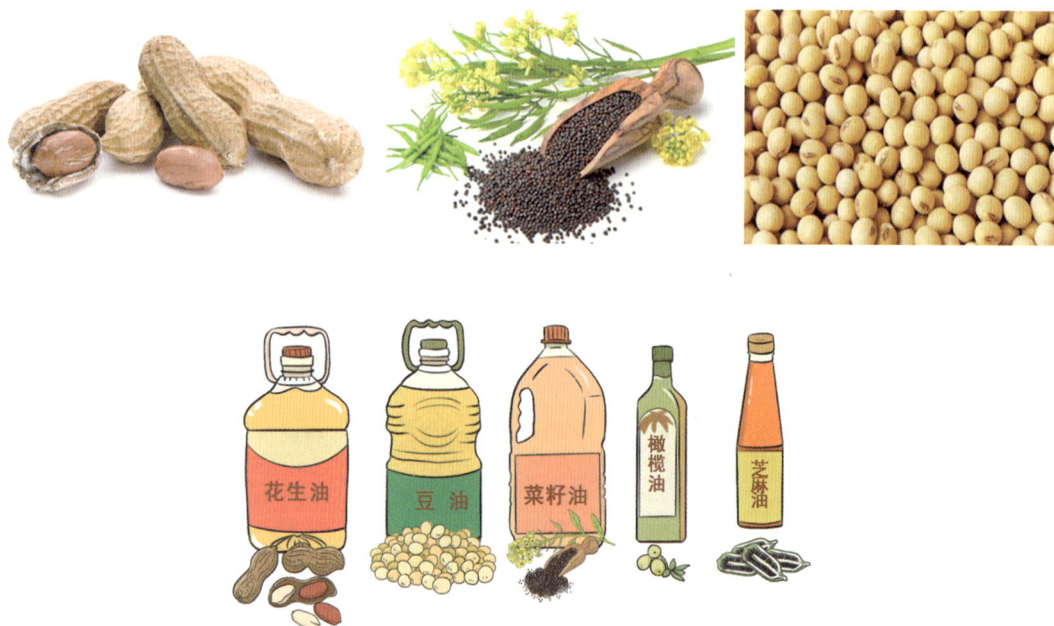

图 9-1　植物油

动物油脂来源于动物的脂肪和乳类，在常温下大多呈固体或半固体状态，加热后呈液体状态，通常称为"脂"，包括猪油、牛油、羊油、鱼油、动物奶油等（图 9-2）。不同种类的油脂，因其来源不同，营养成分也各具特点。

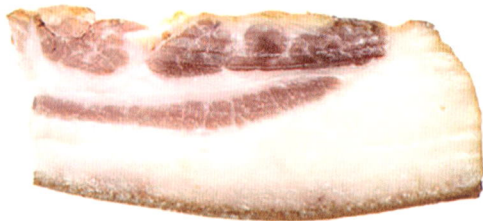

图 9-2　动物脂肪

烹调油是人体所需脂肪的重要来源，其中植物油富含维生素 E，不同植物油的脂肪酸构成不同，建议经常更换烹调油的种类。动物油脂含饱和脂肪酸较多。人造奶油、人造黄油、油炸食品等含反式脂肪酸较多,不利于健康。

油脂的能量密度高,长期过量食用,人体摄入的能量超过消耗的能量,多余的能量转化为脂肪储存于体内,就会引起超重肥胖。学龄前儿童要控制油脂的摄入,少吃或不吃炸薯条、炸薯片、炸鸡等油炸食品。

建议 2~3 岁儿童每日烹调油摄入量为 10~20g,4~5 岁儿童每日摄入量为20~25g。

(二) 食用盐

食用盐是食物烹饪或食品加工的主要调味品。常见的食用盐呈现白色粉末状晶体,除此以外,还有一些看不见的"隐形盐",它们存在于调味品如酱油、咸菜、酱豆腐、味精等产品中。还有一些加工食品,吃起来没有咸味,但在加工过程中都添加了食用盐,如挂面、面包、饼干等。在选购这类食物时,可通过食物标签或营养成分表,了解钠的含量来进行选择(图 9-3)。

某品牌浓汤宝

营养成分表

项目	每份*	NRV%
能量	90千焦	1%
蛋白质	0.4克	1%
脂肪	1.9克	3%
碳水化合物	0.7克	0%
钠	772毫克	39%

*每份为10.7克(每份为1人份用量,每块浓汤宝为3份),可依具体情况酌情增减。

图 9-3　隐形盐

食用盐是人体钠的主要来源。钠是一种重要的电解质,作为人体的必需元素之一,对维持机体正常生理活动至关重要。尽管如此,盐的摄入也要适量,过低或过高都对身体有危害,其中由于摄入过量的钠引起的危害是主要的。钠过量容易加快骨钙流失,不利于儿童骨骼发育生长,同时也可能加重儿童肾脏负担。儿童期口味偏"重"会影响后期的饮食习惯,因此要从小培养淡口味,少吃咸菜、午餐肉、香肠和罐头类等含盐量高的包装食品。建议 2~3 岁儿童每日盐摄入量不超过 2g,4~5 岁儿童不超过 3g。

(三) 添加糖

在生产和加工食物的过程中额外添加的糖被称为添加糖,包括白砂糖、绵白糖、果糖、糖浆等。添加糖主要用于生产加工食品,常见的甜食有糖果、巧克力、冰激凌、夹心饼干、蛋糕、果丹皮等果脯蜜饯、可乐和奶茶等含糖饮料(图 9-4)。

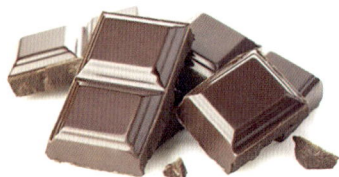

巧克力

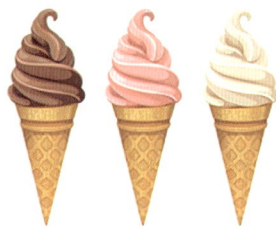

冰激凌

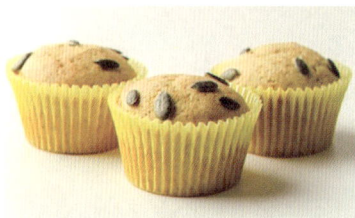

蛋糕

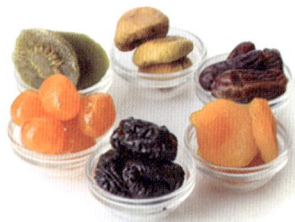

蜜饯

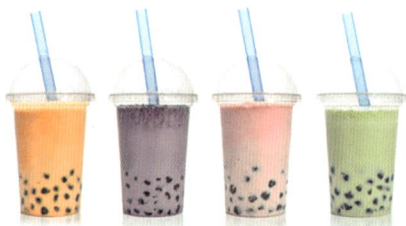

奶茶

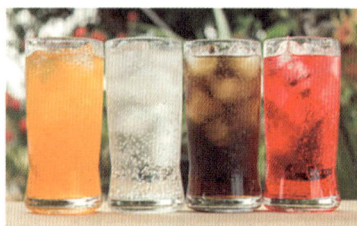

含糖饮料

图 9-4　常见甜食

摄入过量的添加糖会增加儿童龋齿和超重肥胖的发生风险。拒绝含糖饮料（碳酸饮料、果蔬饮料、含乳饮料、茶饮料等），多喝白水。少吃含糖量高的零食与菜品，从小帮助儿童抵御这些"甜蜜的诱惑"。

三、课堂实践与拓展

请小朋友们说一说日常生活常见食物中哪些是不健康食品（油炸、高盐、高糖），哪些是健康食品。

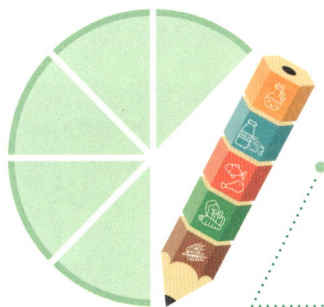

第十课　了不起的食物

一、教学目标和重点

食物之旅进入尾声，引导儿童对本次食物之旅进行回顾与总结，将食物种类与营养功能对应起来，进一步加强对食物与营养的认识。

二、教学内容

（一）食物之旅回顾

这是一场从田野到餐桌的奇妙旅程。

在农田间，孩子们认识了碳水化合物的重要来源——谷、薯、杂豆类食物，探索了大豆与坚果的世界，学习了蛋白质和脂肪的营养价值；蔬果园中，五彩斑斓的蔬果如同大自然的调色盘，赠予我们丰富的维生素和矿物质；在牧场，孩子们了解到肉蛋奶的来源，以及动物性食物对蛋白质和脂肪的重要贡献；渔场之行让孩子们领略到海洋的馈赠，这些富含优质蛋白，不饱和脂肪酸和微量营养素的水产类食物，进一步拓宽了孩子们对食物营养的认知；旅程的最后，通过学习和实践，孩子们领悟到水为"生命之源"的真谛，也了解了油、盐、糖在我们日常饮食中的使用，培养了健康饮食的理念。

食物为我们提供了各种各样的营养物质，那么这些营养物质是如何在我们的身体中发挥作用，为我们的健康保驾护行呢？

食物之旅回顾图

地点		食物	主要营养素	其他营养素
农场	农田	谷、薯、杂豆	碳水化合物	维生素 矿物质 膳食纤维
		大豆、坚果	蛋白质、脂肪	
	菜园	蔬菜、菌菇	维生素 膳食纤维 矿物质	深色蔬菜：维生素A
				蛋白质、菌多糖等
	果园	水果		橙黄色水果：维生素A
牧场	畜类	猪、牛、羊	蛋白质 脂肪	铁、饱和脂肪酸 内脏：维生素A、 B族维生素和铁、 锌、硒等矿物质
	禽类	鸡、鸭、鹅		铁
	蛋类	鸡、鸭、鹅、鹌鹑蛋	蛋白质 脂肪（蛋黄）	维生素、矿物质
	奶类	牛奶	蛋白质、钙	维生素B_2 乳糖促进钙 铁、锌吸收
		奶制品		
渔场	水产类	鱼虾蟹贝类	蛋白质 不饱和脂肪酸	碘、锌、EPA和DHA 维生素A、D
		藻类	膳食纤维 微量元素矿物质 多不饱和脂肪酸	蛋白质 维生素 碳水化合物
水				
工厂	烹调油	植物油	不饱和脂肪酸	
		动物油	饱和脂肪酸	
	添加糖		碳水化合物	
	盐		钠	

（二）主要营养素

1. 蛋白质

蛋白质是人体生长发育必需的营养素,是一切生命的物质基础。蛋白质是构成人体组织和器官的重要组成成分,为体内各种生命活动提供生理活性物质。蛋白质的基本构成单位是氨基酸,在人体内有 9 种不能自身合成或合成速度不能满足人体需要的氨基酸,这些氨基酸被称为必需氨基酸,人们只能从食物中获得。因此,每天吃足量并且种类丰富的富含蛋白质的食物对人体健康是至关重要的。

2. 脂肪

脂类分为脂肪和类脂两大类,是人体重要的能量来源。合理的膳食搭配中,总能量摄入量的 20%~30% 应由脂肪供给。脂肪是脂溶性维生素的良好载体,可以协助维生素 A、维生素 D、维生素 E 等脂溶性维生素的吸收,还具有维持体温、缓冲防震以保护器官免受损伤等作用。类脂参与脑和神经组织的构成,也是合成维生素 D 的前体。

3. 碳水化合物

碳水化合物是人体能量的主要来源。各种碳水化合物具有不同的生理功能。例如,葡萄糖可以直接提供能量;淀粉可以调节血糖;膳食纤维是一种不能被人体消化吸收的碳水化合物,在预防胃肠道疾病和维护肠道健康方面发挥重要作用,具有延缓胃排空、增加饱腹感、促进肠道蠕动,有利于排便和调节肠道菌群等作用。

4. 维生素

维生素是维持机体生命活动必需的微量营养素,但在体内不能合成,也不能大量储存,只能从食物中获取。维生素 A 对眼睛和皮肤具有重要的保健作用、维生素 D 可以促进钙的吸收、B 族维生素具有维持皮肤和肌肉健康的作用。

5. 矿物质

矿物质广泛存在于各种食物中。矿物质不能在体内合成,需要从饮食中摄取。钙是人体含量最多的矿物质元素,是构成骨骼和牙齿的重要原料,是维持体内细胞正常生理状态,维持神经和肌肉正常生理活动的物质。铁是人体血红蛋白的主要成分,参与氧气的运输,维持正常的免疫功能。锌是人体内多种酶的组成成分之一,参与体内蛋白质合成、细胞生长等过程,具有促进脑发育、维持认知功能以及促进创伤愈合等功能。碘在体内主要参与甲状腺素的合成,儿童长期缺碘会影响身体和智力的发育。

这些看似简单却又精妙的营养物质,通过各种各样的食物,守护着我们的健康与活力。食物是大自然最慷慨的馈赠,营养素在自然界中巧妙搭配,和谐共存,令每一种食物以其独特的方式滋养着我们,正是这些"了不起的食物"让我们的健康之树常青,引领我们走向美好、充满活力的未来。

此次食物之旅,不仅是一次对食物生长、变化和营养价值的全面探索,更是一次心灵的洗礼与成长的见证。孩子们在旅途中学会尊重自然,珍惜食物,开始建立科学健康的饮食习惯,为未来的健康成长奠定坚实基础。

三、课堂实践与拓展

请小朋友们试着描述自己很喜欢的一种食物的味道。

我们之所以可以尝出各种食物不同的味道,是我们舌头上的味蕾向大脑输送信号的结果,味蕾会告诉我们食物是酸、甜、苦还是咸。嗅觉会和味蕾一起帮助我们辨别食物的味道,尝试捏住鼻子去品尝一种食物,是否还是你熟悉的味道?

> 我们的食物之旅结束了,接下来让我们一起搭上健康快车,开启我们下一段新的旅程——健康之旅吧!

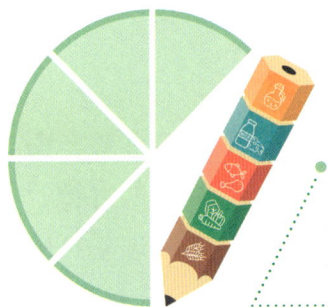

第十一课　开启健康之旅

一、教学目标和重点

指导儿童了解多种食物的合理搭配有助于健康成长,同时帮助儿童树立健康生活习惯的意识,包括进餐、运动、体检等方面。

二、教学内容

学龄前儿童的健康是指身体和心理都处于良好状态。在维持身体健康方面,学龄前儿童需要保证充足的营养,包括碳水化合物、蛋白质、脂肪、维生素和矿物质等。此外,适当的运动以及定期体检,可以增强体质,提高免疫力,减少疾病的发生。因此,维护儿童的身体健康,合理的膳食营养以及良好生活习惯的养成缺一不可。

(一) 合理的膳食营养

学龄前儿童正处于生长发育的关键时期,需要丰富的营养来支撑他们的身体发育。正如前文食物之旅中所讲,不同食物提供了不同的营养素。因此,只有多样化食物构成的平衡膳食才能为学龄前儿童提供全面、足量、均衡的营养,从而促进儿童良好的生长发育。为达到食物多样化的目标,我们可以通过同类食物互换、选择多种多样的食物以及巧妙的色彩搭配来实现。此外,让儿童尝试和了解不同种类的食物,培养良好的饮食习惯,可以为他们一生的健康奠定基础。

（二）良好的生活习惯

良好的生活习惯对于儿童的身心健康十分重要。

除了做到食物多样和合理搭配,饮食行为也是一个值得注意的重要方面。例如,多吃蔬菜水果、减少盐和油炸食物的摄入,少吃油腻、辛辣、高糖的食物,不喝或少喝含糖饮料;在进餐时注意手部卫生和餐桌礼仪,营造良好的进餐氛围;规律的进餐时间和适宜的进餐时长等。

定期进行适量的运动,比如跳绳、慢跑、游泳等,可以提高儿童的身体素质,预防疾病,放松身心。同时应减少儿童使用手机、平板、电视等的视屏时间。定期体检有助于了解儿童的身体状况,及时发现和解决潜在的健康问题。

三、课堂实践与拓展

请小朋友们说一说,在生活中自己认为有利于健康的饮食习惯有哪些,其他小朋友判断一下对不对,如果不对,应该怎样做?

接下来,让我们变身"美味建筑师""零食审判官""小小厨师长"……一起开启健康之旅吧!

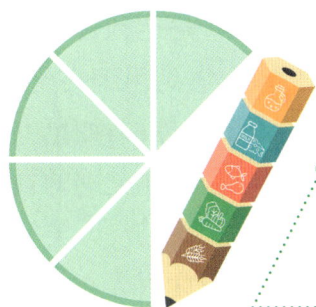

第十二课　多样的食物

一、教学目标和重点

指导儿童了解同类互换的含义,帮助儿童通过同类互换达到食物多样化的目的,并在日常生活中逐步形成习惯。

二、教学内容

学龄前儿童的膳食应由多样化的食物构成,即每天吃的食物类别和品种要丰富。根据前面所学知识可知,食物可分为谷薯杂豆类、蔬菜菌藻水果类、畜禽鱼蛋类、奶豆坚果类以及油盐,每类食物中都包含着丰富的品种。除烹调油和调味品以外,建议学龄前儿童平均每天摄入 12 种及以上的食物种类,每周 25 种及以上,具体建议见表 12–1。这些食物种类可均匀分布到各餐中:早餐 4~5 种;午餐 5~6 种;晚餐 4~5 种;加餐 1~2 种(表 12-1)。

表 12-1　建议摄入的食物种类数

食物类别	平均每天种类数	平均每周种类数
谷类、薯类、杂豆类	≥ 3	≥ 5
蔬菜、菌藻、水果类	≥ 4	≥ 10
鱼、蛋、畜、禽类	≥ 3	≥ 5
奶、大豆、坚果类	≥ 2	≥ 5
合计	≥ 12	≥ 25

资料来源:中国营养学会.中国居民膳食指南(2022)[M].北京:人民卫生出版社,2022.

在日常饮食中,通过在同类食物中进行不同品种食物的互换,是达到食物多样化的好方法。作为主食的谷薯类食物,可以选择不同的品种,做到粗细搭配。例如今天吃米饭,明天可以吃面条,后天则可以食用小米粥、玉米粥等;又如早上吃红薯或玉米,中午可以选择吃米饭,红薯和马铃薯可以换着吃。其他类别的食物也是如此,比如肉类中的猪、鸡、鸭、牛、羊肉可以交替食用;鱼、虾、蟹、贝类互换;牛奶可与酸奶、羊奶等互换;各种蔬菜之间、水果之间可以交替食用等。但需注意,水果和蔬菜不能互相替代(图 12-1)。

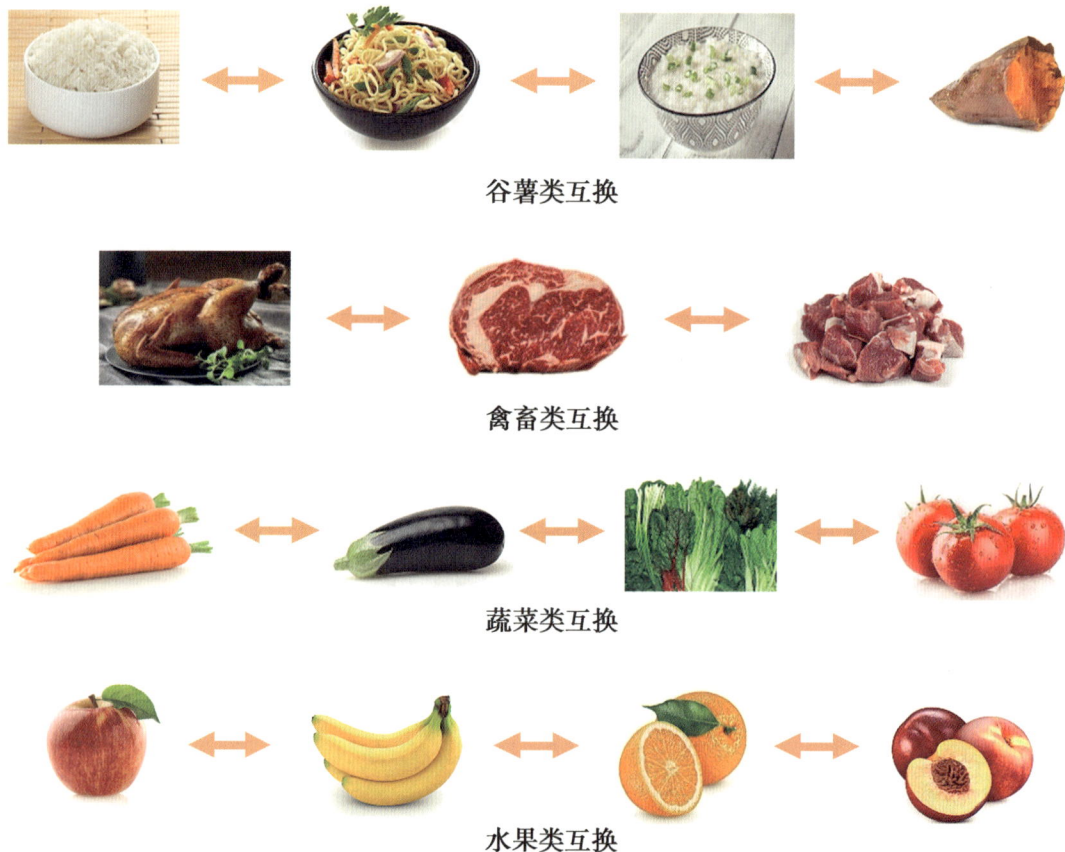

谷薯类互换

禽畜类互换

蔬菜类互换

水果类互换

图 12-1　举例食物互换示意图

经常进行食物互换不仅能满足儿童生长发育对于多种营养物质的需求,还能因每天享受不同色、香、味的食物而感到快乐和幸福。托幼机构和家长要为学龄前儿童提供品种丰富的食物,而不是按照喜好重复提供某样食物,或总是提供固定的几种食物。避免每天食物品种重复单调,实现食物多样化,为学龄前儿童提供充足的营养。

【拓展】　一日食谱举例

3~5岁儿童一日三餐举例

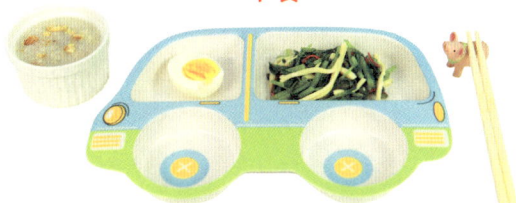

早餐

燕麦粥（燕麦10g，大米10g，核桃2~5g）
白煮蛋（鸡蛋30g）
蔬菜奶酪色拉（杂菜10g，奶酪10g）

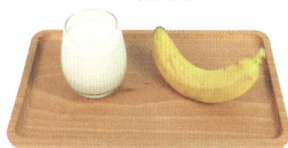

加餐

香蕉100~150g
牛奶一杯（200~250g）

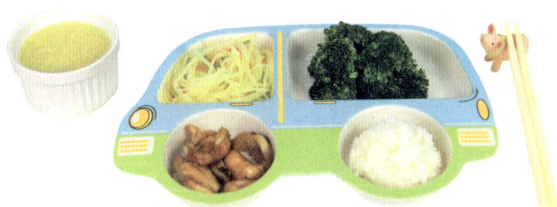

中餐

米饭（大米25g）　　小米粥（小米15g）
红烧鸡肉（鸡肉25g、蘑菇少许）
清炒西蓝花（西蓝花100g）
醋熘土豆丝（土豆50g）

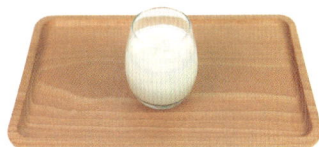

加餐

酸奶200~250g

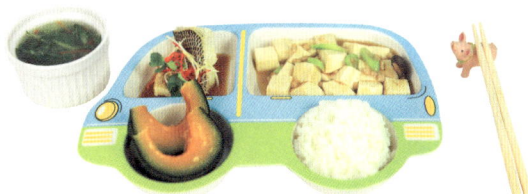

晚餐

米饭（大米40~45g）　　蒸南瓜（南瓜80~100g）
清蒸鲈鱼（鲈鱼20~25g）　　油菜汤（油菜60~100g）
红烧豆腐（豆腐100g，猪肉末20~30g）

资料来源:中国营养学会.中国居民膳食指南(2022)[M].北京:人民卫生出版社,2022.

表 12-2　2~3 岁儿童一日食谱举例

早餐	山药大米猪肝粥	大米 25g，山药 10g，猪肝 5g
	黄瓜炒鸡蛋	鸡蛋 30g，黄瓜 30g
	牛奶	高钙牛奶 100g
上午加餐	牛奶及水果	高钙牛奶 100g，香蕉 60g
午餐	番茄牛肉饭	大米 40g，牛肉（前腱）10g，番茄 50g，红薯 30g，胡萝卜 20g，青豆 10g
	鲜蘑菠菜汤	鲜蘑 20g，菠菜 50g，紫菜 3g
	清蒸黄花鱼	小黄花鱼 20g
下午加餐	牛奶及水果	高钙牛奶 100g，草莓 60g
晚餐	彩色焖饭	大米 40g，去骨鸡腿肉 10g，玉米（鲜）20g，豌豆 20g
	牛奶南瓜羹	南瓜 30g，高钙牛奶 50g
晚加餐	牛奶	高钙牛奶 150g
全天	植物油	15~20g
	食用加碘盐	<2g

表 12-3　4~5 岁儿童一日食谱举例

早餐	彩色饺子	小麦面粉 45g，菠菜 30g，紫甘蓝 30g，胡萝卜 30g，瓢儿白 50g，猪里脊肉 10g
	鸡蛋羹	鸡蛋 30g，基围虾 6g
上午加餐	水果	猕猴桃 50g，香蕉 50g，苹果 50g
午餐	米饭	大米 45g，扁豆 30g，玉米（鲜）30g，黑芝麻 5g
	香菇炒菜心	鲜香菇 20g，油菜心 50g
	番茄鱼片汤	番茄 50g，龙利鱼 20g
下午加餐	牛奶及坚果	高钙牛奶 150g，核桃 5g
晚餐	二米饭	大米 40g，小米 10g
	什锦鸡丁	鸡腿肉 20g，彩椒 50g，菜豇豆 30g
	水煮小白菜	小白菜 50g
晚加餐	牛奶	高钙牛奶 250g
全天	植物油	20~25g
	食用加碘盐	<3g

资料来源：中国营养学会 . 中国居民膳食指南（2022）[M]. 北京：人民卫生出版社，2022.

三、课堂实践与拓展

(一) 填一填（准备食物小贴纸）

请回忆自己昨天所吃的食物，在表中将每个餐次吃的食物图贴到相应的餐次框中，在"种类数"栏中填上数量。包括三餐及加餐所吃的全部食物，并将同类食物归一归类，再在"类别数"中填上相应的数量。

昨天我都吃了什么？		种类数（种）	类别数（类）
早餐			
中餐			
晚餐			
加餐			

(二) 试一试

儿童分组后，每个小组用老师准备好的食物模具或图片为自己的小组搭配营养均衡、食物多样的"三餐两点"（一日三餐和两次加餐），并向全班介绍搭配食物后包含的食物种类数。

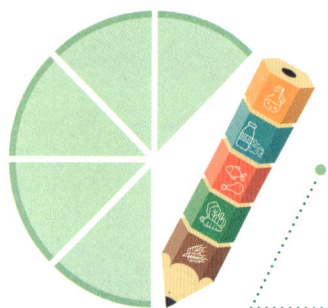

第十三课　膳食宝塔

一、教学目标和重点

指导儿童了解膳食宝塔的形状与结构,让儿童知道不同类型的食物在宝塔中的相应位置(第几层),以及面积和位置在膳食中所代表的地位和比重,逐步养成平衡膳食的习惯。

二、教学内容

(一)什么是膳食宝塔

依据《中国居民膳食指南(2022)》核心内容和推荐,中国营养学会妇幼营养分会绘制了学龄前儿童平衡膳食宝塔,包含每天应摄入的主要食物分类及建议摄入量,是符合学龄前儿童营养需要的比较理想的膳食构成。宝塔共五层,分别代表五大类食物,各层面积大小不同,表示每日所需的摄入量不同,从下而上逐层减少,呈三角形(图 13-1)。

中国学龄前儿童平衡膳食宝塔

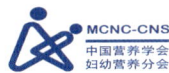

中国营养学会 Chinese Nutrition Society

MCNC-CNS 中国营养学会 妇幼营养分会

依据《中国居民膳食指南(2022)》绘制

🍴 认识食物,爱惜食物
🥢 合理烹调
🍚 培养良好饮食习惯
🥛 每日饮奶
🍎 奶类、水果做加餐
🥤 足量饮水,少喝含糖饮料
🏃 经常户外运动
📏 定期测量体重和身高

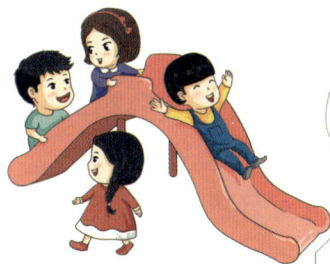

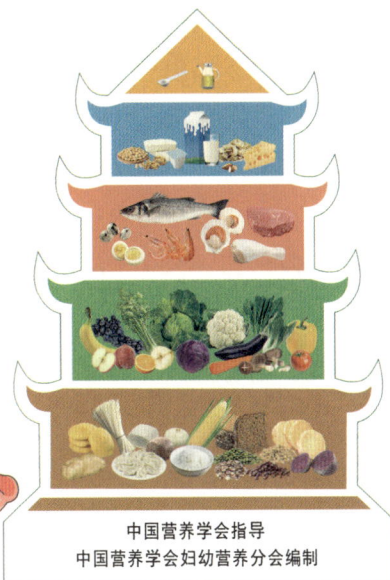

中国营养学会指导
中国营养学会妇幼营养分会编制

	2~3岁	4~5岁
盐	<2克	<3克
油	10~20克	20~25克
奶类	350~500克	350~500克
大豆 适当加工	5~15克	15~20克
坚果 适当加工	--	适量
蛋类	50克	50克
畜禽肉鱼类	50~75克	50~75克
蔬菜类	100~200克	150~300克
水果类	100~200克	150~250克
谷类	75~125克	100~150克
薯类	适量	适量
水	600~700毫升	700~800毫升

资料来源:中国营养学会.中国居民膳食指南(2022)[M].北京:人民卫生出版社,2022.

图 13-1 中国学龄前儿童平衡膳食宝塔

(二) 按膳食宝塔怎么吃

每种食物含有不同的营养物质,儿童只有吃各种各样的食物,并按照一定的比例合理搭配,才能促进健康成长。需要注意的是,膳食宝塔的推荐重量都是以食物生重计。下面,我们从下往上依次来看膳食宝塔推荐怎么吃。

谷薯类位于最底层,表示提供能量最多,碳水化合物是最直接、最有效的能量来源,能够保证儿童在活动学习时有充足的能量。谷薯类是膳食能量中的重要来源,建议谷类为主。2~3岁儿童的每日谷类建议摄入量为75~125g,薯类适量。4~5岁儿童的每日谷类建议摄入量为100~150g,薯类适量。50g大米加水蒸煮后约变成100g米饭,100g米饭体积约等于成人一个拳头的大小。

第二层是蔬菜水果,具有丰富的营养物质,同时也是我们体内的"环保卫士",可以促进食物消化。建议2~3岁儿童每日摄入蔬菜100~200g,水果100~200g。4~5岁儿童则需要每日摄入蔬菜150~300g,水果150~250g。日常生活中,一棵小青菜50~75g;一个西红柿200~300g;一根胡萝卜一般80g左右;一个苹果150~200g;一个脐橙一般250g左右。鼓励儿童多吃深色的蔬菜和水果。

因为颜色较深(红色、绿色、黄色)的蔬菜和橘黄色的水果一般含有更多的维生素A。每天蔬菜的摄入量中深色蔬菜推荐占到一半及以上。

畜禽肉鱼蛋类在第三层,这些食物含有儿童生长发育必不可少的蛋白质与脂肪酸,但是食用过多也会给身体造成负担,影响其他营养素的吸收,所以在尽量保证每天一个鸡蛋的情况下,交替食用其他类别的肉。畜禽肉鱼类食物2~5岁儿童每日建议摄入50~75g(约成人掌心大小),蛋类摄入50g(约一个中等偏小的鸡蛋)。

膳食宝塔的第四层是奶豆坚果类。2~3岁儿童建议每日摄入350~500g奶类和5~15g大豆类食物。4~5岁儿童每天摄入奶类350~500g、大豆类15~20g、坚果适量。一般情况下,儿童每天喝一瓶250ml牛奶加上1~2小盒的酸奶即可达到每日奶类的推荐量。

油、盐位于塔尖(第五层),食用量最少。2~3岁儿童每日建议摄入油10~20g,盐不超过2g。4~5岁儿童每日建议摄入油20~25g,盐不超过3g。1g盐约一个指甲盖,一个啤酒瓶盖约能盛6g盐,因此学龄前儿童每天食盐的摄入量应不超过半个啤酒瓶盖。

三、课堂实践与拓展

(一) 建宝塔

与搭建积木一样,准备不同颜色的积木块,在积木上画上不同的食物,通过垒积木的方式构建膳食宝塔。引导小朋友注意,食物位于不同层所代表的重要性及建议摄入量不同。

(二) 营养金字塔儿歌

营养金字塔
宝塔底层最重要,谷薯食物营养棒;
蔬菜水果第二层,两类食物不能少;
各种肉类第三层,每天适量换着吃;
牛奶豆类第四层,饮奶习惯要养成;
油盐糖类要少吃,从小培养淡口味。

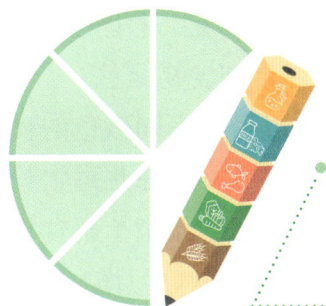

第十四课　彩虹餐桌

一、教学目标和重点

指导儿童认识不同颜色食物的营养特点,培养儿童形成多种颜色食物均衡搭配的意识。

二、教学内容

色彩丰富的食物搭配也是实现食物多样化的重要手段之一。食物的颜色除了能够增加食欲外,不同的颜色往往也代表着食物不同的营养特点。

生活中常见的彩色食物包括:红色的番茄和牛肉,橙黄色的胡萝卜和玉米,绿色的豌豆和菠菜,紫色的紫甘蓝和紫薯,还有白色的大米,以及黑色的黑米等。以番茄为代表的红色食物,大多富含番茄红素,有助于提高儿童免疫力;橙黄色食物,如胡萝卜,含有丰富的维生素 A,可以保护儿童视力;菠菜等绿色叶菜是维生素 C 和膳食纤维的重要来源;紫薯等紫色食物含有丰富的花青素,同样具有增强免疫力的作用。

但是,没有一种食物能够提供人体所需的所有营养素,所以通过食物

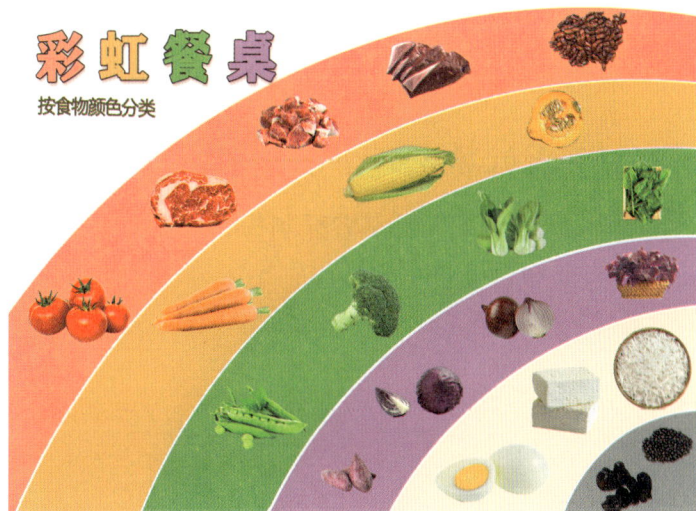

的色彩搭配有助于儿童获得不同的营养物质。需要特别注意的是,这里的食物颜色是指食物自身的天然颜色,不包括通过添加色素人为改变的食物颜色。

建议托幼机构和家长为儿童提供品种丰富的食物。通过搭配不同颜色的食物,满足儿童各类食物摄入量的同时,还可以增加儿童食欲,摄入各种儿童生长发育所需的营养素,保证儿童获得更全面的营养。同时,也要教育儿童了解食物多样对于健康的意义,并培养他们日常饮食中主动食用各种食物的好习惯。

三、课堂实践与拓展

(一) 说一说

请小朋友们举例说一说红色、橙黄色、绿色、紫色、白色和黑色的食物都有哪些?

(二) 涂一涂

请小朋友们在表格中用彩笔涂一涂昨天自己吃的食物中包含哪几种颜色的食物,每格涂满一种颜色。

时间	早餐	上午加餐	午餐	下午加餐	晚餐
颜色					

(三) 彩虹餐主题活动

请小朋友们课后回家搭配制作"彩虹碗",要求包括各种颜色的食物,拍照后可以在班级里评一评。

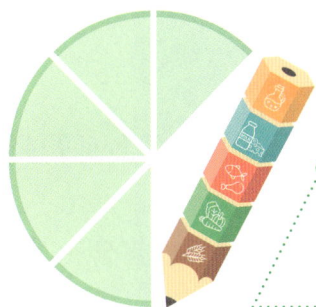

第十五课　正确选择零食

一、教学目标和重点

指导儿童了解零食的定义,掌握哪些零食是健康的,哪些是不健康的,以及零食包装上需要关注的信息和食用零食的注意事项。

二、教学内容

(一) 什么是零食

零食是指一日三餐之外吃的所有食物和饮料,不包括水。零食作为学龄前儿童正餐之外的营养补充,可以合理选用。但零食并不是独立的一种食物类别,不是必需的,更不能代替正餐。建议学龄前儿童尽可能把零食和加餐相结合。

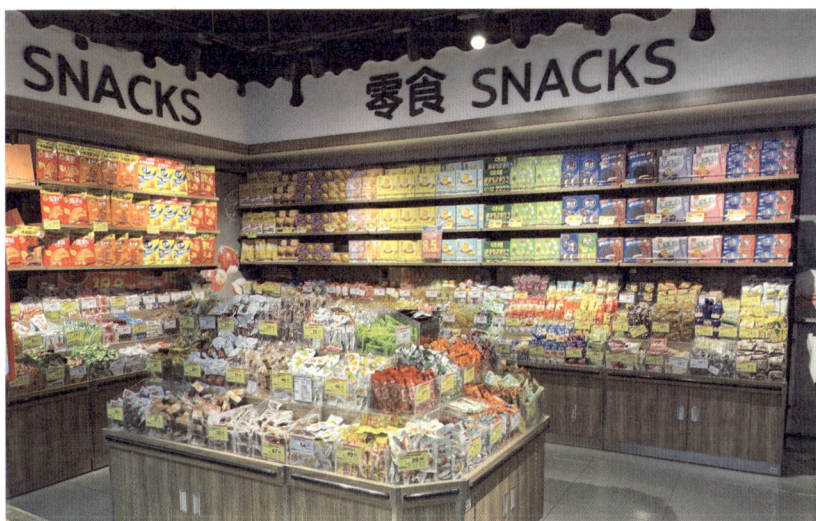

（二）健康的零食

选择健康的零食，应注意以下几点：

1. 选择新鲜、卫生的零食。天然新鲜的零食富含儿童成长所需的各种营养素，符合卫生标准是挑选零食的最基本要求。

2. 建议选择奶类、水果、坚果作为零食。这些食物营养价值较高，富含钙、维生素 C、不饱和脂肪酸等营养成分，有助于儿童的体格生长和大脑发育。

3. 建议选择少盐、少油、少糖，低脂肪、低能量、高蛋白的零食。

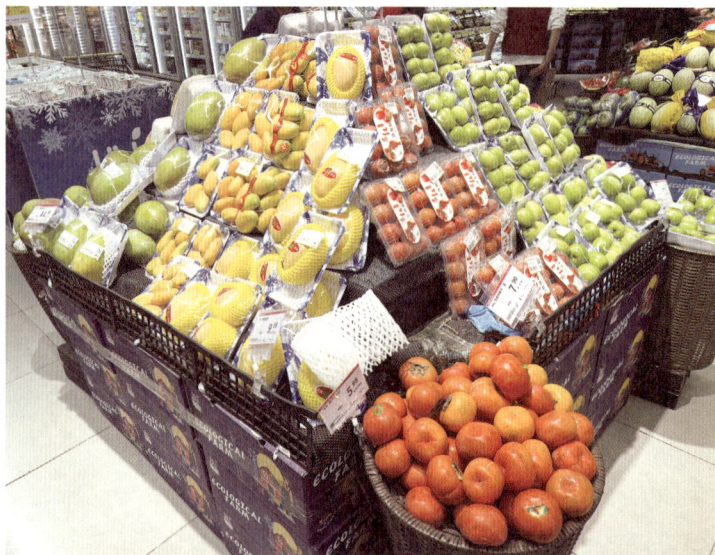

（三）不健康的零食

不健康的零食主要是指营养价值较低，糖和脂肪含量相对较高的食物，包括各类糖果、蜜饯、水果罐头、含糖饮料、油炸类食物、膨化食品等。长期食用这些食物可能不利于儿童健康，不建议学龄前儿童选择这些食物作为零食，如果选择，每周不超过 1 次。

1. 甜食

甜食的主要特点为添加糖多、能量高，但其他营养成分少，包括冰激凌、奶油蛋糕、糖果、果脯等。长期、过量食用甜食可能导致儿童龋齿、超重肥胖，抑制食欲导致其他营养素摄入不足等问题。可以通过拒绝含糖饮料、少吃含糖高的食物、托幼机构营造少糖环境（食堂少糖以及营养教育）等方式来减少儿童的糖摄入。

2. 油炸和高盐食物

许多高油、高盐的零食或休闲食品由于口感和滋味得到儿童的青睐，而这类零食往往含有较多的盐和/或脂肪。经过油炸的食物能量较高,经常吃油炸食物可能导致儿童能量过剩,增加超重肥胖及相关疾病的发生风险。建议儿童少吃这类食物,严格限制食用频次,从小培养淡口味。

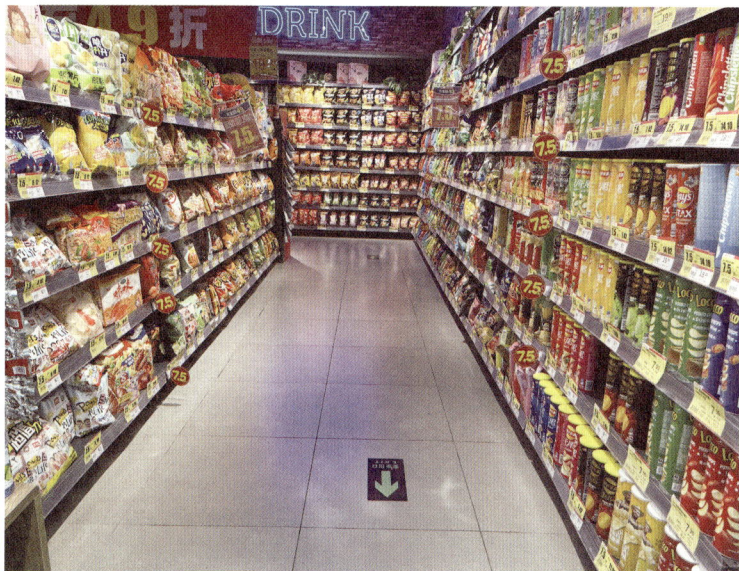

(四)学会看包装

通过学习看懂预包装食品外包装上的食品标签信息,可以辅助挑选健康的零食。食品标签包括食品名称、配料表、净含量、生产者、生产日期、保质期以及贮存条件、营养成分表、适用人群和食用方法等。

1. 食品名称

食品名称,即这个食品是什么,如"××纯牛奶""××面包"。食品名称应该能够清晰地反映食品的真实属性,但是有些零食的名称也具备一定的迷惑性,比如"××牛肉干",但其实是牛肉味豆制品,需要结合配料表进一步了解真实的食物成分。

2. 生产日期、保质期以及贮存条件

生产日期、保质期以及贮存条件是获得新鲜优质食物的重要信息依据。在挑选零食的时候要特别注意包装上标注的生产日期和保质期,购买生产日期较近的商品,不要食用过期食品。

产品种类: 全脂灭菌纯牛乳
配　料: 生牛乳

营养成分表

项目	每100ml	NRV%
能量	275 kJ	3
蛋白质	3.0 g	5
脂肪	3.5 g	6
碳水化合物	5.0 g	2
钠	50 mg	3
钙	100 mg	13
维生素A	15μg RE	2
维生素B₂	0.12 mg	9
磷	100 mg	14

非脂乳固体 ≥8.1%

可能会有少量蛋白沉淀和乳脂肪上浮 属正常现象 饮用前请摇匀
产品标准代号: GB 25190
生产日期: 见包装正面或封口处
保质期: 常温密闭条件下30天
贮存条件: 未开启前 无需冷藏 不宜冷冻 不宜暴晒
　　　　　在无异味环境中储存
　　　　　开启之后 请贮存2-6℃ 并于2日内饮用完毕
可直接饮用, 如需热饮, 建议不要带包装加热

3. 配料表

配料表一般包含食品制作时所使用的各种原料、辅料及食品添加剂。一般是按照配料用量的高低依序列出，排在第一位的配料是该食品最主要的食物成分，随着配料表顺位的增加，对应配料的用量依次递减。如含乳饮料，配料表依次为水、鲜牛奶、白砂糖、全脂奶粉、食品添加剂等，由此可以判断水是含乳饮料的最主要成分，这也是区分含乳饮料和纯牛奶的最简便方法。此外，建议儿童选择添加剂种类相对较少的食品，且特别需要注意食品中过敏原信息。学会看配料表，对于健康零食的选择十分重要。

4. 营养成分表

营养成分表是食品标签上采用三列表形式标示的营养成分含量表，主要用于说明每 100g 或 100ml 食品提供的能量、蛋白质、脂肪、碳水化合物等营养成分的含量，及其占营养素参考值（NRV，可以理解为成人每日的营养素需要量）的百分比，是挑选零食时的重要参考。

（五）吃零食的注意事项

1. 儿童吃零食的时间要适宜。一般可以在两次正餐之间吃少量的零食，且与正餐间隔 1.5~2 小时，以不影响正餐为前提。吃前洗手，吃完漱口，防止龋齿。睡前 30 分钟内不建议吃零食，因为可能会额外增加胃肠道负担，影响睡眠。如果睡前吃了零食，一定要及时刷牙。

2. 吃零食的量也很重要，不宜过多，不能把零食当正餐。零食的食用量以不影响一日三餐中的食物摄入为准，吃零食过多可能导致能量摄入超标。零食提供的能量不超过每日总能量摄入的 10%。

3. 鼓励安静进食，避免边看电视边吃零食，或者边玩边吃零食。这可能会在不知不觉中吃进过多的零食，导致能量摄入过多，而且可能导致食物误入气管，或因手上或物品上带有细菌而产生卫生隐患。

4. 作为零食，果汁不能代替水果；含乳饮料不是奶，不能代替液体奶；乳糖不耐受的儿童可选择酸奶或低乳糖奶。

5. 零食应选择新鲜卫生、易消化的食物；要特别注意儿童的进食安全，避免食用整粒豆类和坚果，防止食物呛入气管发生意外。建议坚果和豆类食物磨成粉或打成糊食用。

三、课堂实践与拓展

（一）零食小铺

请小朋友们说一说图 15–1 中哪些是健康零食，哪些是不健康的零食？

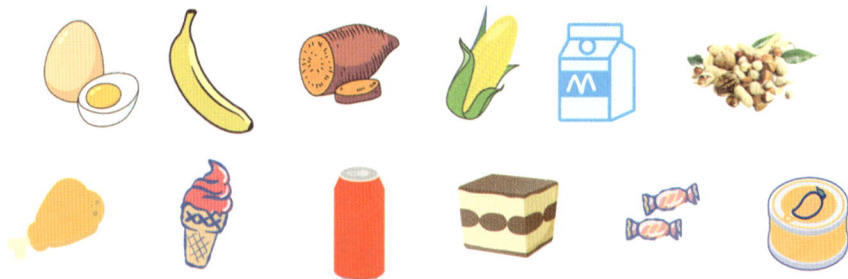

图 15-1　常见零食

（二）糖量板

请小朋友们看一看不同饮料含有多少糖（图 15-2），根据《中国居民膳食指南（2022）》，每天的添加糖尽量控制在 25g 以下。

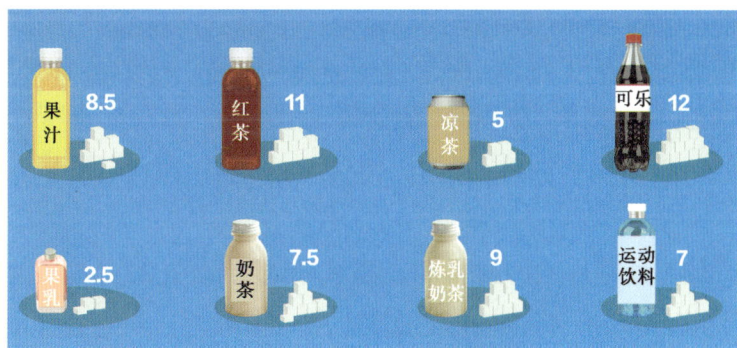

图 15-2　饮料中含糖量

（三）逛超市

建议小朋友们和家长一起逛超市，让小朋友们进行自主的零食选择，将自己选择的零食进行拍照，然后小朋友们一起说一说，并互相评价，哪些零食的选择是健康的，哪些是不健康的。

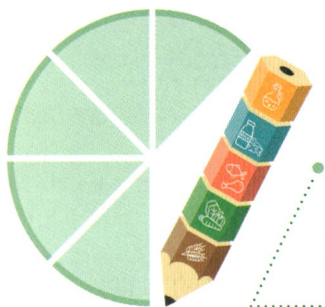

第十六课 健康烹饪淡口味

一、教学目标和重点

指导儿童选择健康的烹饪方式,培养少盐淡口味意识,在日常生活中养成良好膳食习惯。

二、教学内容

(一) 选择烹饪方式

常见的烹饪方式有以下几种:

1. 煮 煮的饭菜汤多汁浓、汤菜合一、口味清鲜。一般适合烹制体积小、质地软的食材。比如鱼、猪肉、豆制品、蔬菜等。

2. 蒸 利用蒸汽隔水加热,能够保留食物的原形、原汁、原味,最大限度保留营养素。

3. 炖 将加工处理好的原材料加入汤水和调味品,先大火煮沸,后中小火长时间烧煮。具有汤多味鲜、原汁原味、形态完整的特点。常用于烹制各种畜禽肉类食物。

4. 炒 在高温下用适量油将食材快速翻炒至熟,炒的过程通常需要旺火或中火,以便使食材表面迅速受热,保持相对鲜嫩的口感和大部分营养成分。需要注意用油量。

5. 煎 适量油入锅,用中火或小火将片状或加工过的食材加热至熟的烹饪方法,往往会形成金黄色酥脆的外皮,但因用油量较大,不建议经常使用。

6. 炸 用油量多、火力旺。碳水化合物和维生素等在高温中会被分解,同时会产生不健康的反式脂肪酸,不建议经常使用。

7. 烤　通过高温将食材直接放在火源或热源附近加热的烹饪方法,可能产生多环芳烃等致癌物损害健康,不建议经常使用。

针对学龄前儿童,宜采用蒸、煮、炖等烹饪方式,尽量少用煎、炸、烤等加工烹饪方式,从小培养淡口味。此外,为了便于儿童咀嚼、吞咽和消化,应将食物切小块煮软,特别注意要完全去皮、骨、刺、核等;大豆、花生等坚果类食物,应先磨碎,制成泥糊浆等状态进食,避免儿童发生食物呛噎等事故。

(二) 培养淡口味

儿童时期形成的食物口味偏好可以保持到成年期且不易被纠正。目前,在高盐、高糖、高脂肪的食物环境和饮食习惯影响下,学龄前儿童较易形成重口味的饮食偏好以及不健康的饮食行为,这些都可能增加儿童乃至他们成年后罹患肥胖、高血压及其他慢性疾病的风险。从小培养儿童的清淡口味有助于塑造他们一生的健康饮食行为。

为学龄前儿童制备膳食时,应以淡口味为宜,不应过咸、油腻或辛辣。尽可能少用或不用味精、鸡精、色素等调味品或添加剂,这类物质不仅增加盐的摄入量,还会影响儿童对天然食物本味的体验,应尽量避免。少选择含有"隐形盐"较多的加工食品或零食,如盐腌食品、膨化食品、加工肉制品、饼干等。在购买预包装食品时,鼓励儿童尝试关注配料表和营养成分表,选择含钠量少的食品,或标有"低盐""减盐"标识的食物。如果儿童膳食需要调味,可选择天然、新鲜香料(如葱、蒜、香草等)和新鲜蔬果汁(如番茄汁、柠檬、南瓜汁、菠菜汁等)进行替代。尽可能保持食物的原汁原味,让儿童首先品尝和接纳食物的自然味道。

三、课堂实践与拓展

(一) 鸡蛋盲盒

在课堂上品尝或识别出用不同烹饪方式制作的鸡蛋(煮、蒸、煎、炒),说出对应的烹饪方式及味道。

(二) 称一称

组织小朋友们分组进行食盐称重,哪个组称出的重量最接近3g获胜。

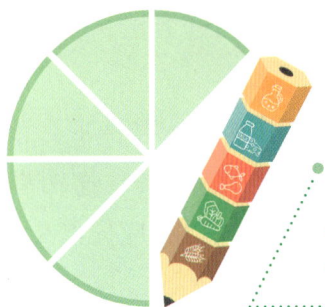

第十七课　规律进餐

一、教学目标和重点

指导儿童认识到规律进餐（三餐两点）的重要性，树立规律进餐的意识，并在生活中逐渐养成规律进餐的习惯。

二、教学内容

（一）规律进餐的好处

儿童生长发育、学习和身体活动都需要营养物质，而这些营养物质主要来源于日常饮食。这些营养物质并不是通过一次摄食就能获得，而是通过一日三餐和加餐分次摄入。

2~5 岁是儿童健康饮食行为培养的关键时期。规律进餐是与学龄前儿童消化能力相适应的，有助于保障儿童获得均衡营养。规律进餐不仅可以满足儿童现阶段生长发育所需营养，还可以降低成年后发生肥胖和罹患慢性病的风险。

（二）按时进餐

进餐时间间隔要适宜。食物在胃内停留时间约为 4~5 小时，因此通常两正餐之间间隔 4~5 小时。由于学龄前儿童胃容量小，一次进食量有限，一日三餐无法完全满足其能量和营养需求，因此，每天应在早、中、晚三次正餐中间穿插安排两次加餐，即每日保证三餐两点。加餐分别安排在上、下午各一次，且与正餐间隔 1.5~2 小时。若晚餐较早，可在睡前 2 小时安排一次加餐（图 17-1）。

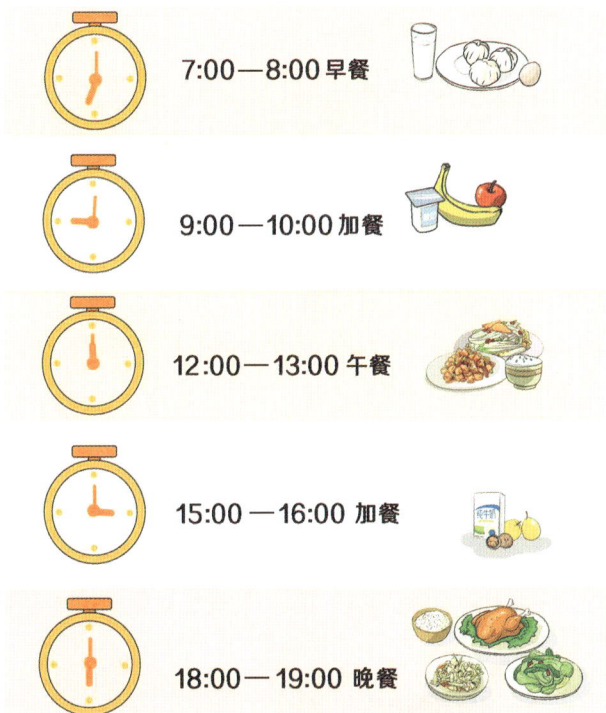

7:00—8:00 早餐

9:00—10:00 加餐

12:00—13:00 午餐

15:00—16:00 加餐

18:00—19:00 晚餐

图 17-1 三餐两点进餐时间段

进餐的时长也要适宜。吃饭时应避免狼吞虎咽。如果进餐时间太短，食物在口腔中没有得到很好的咀嚼，在胃里消化时会增加胃的负担，长时间如此可能会导致消化不良等胃肠道疾病。吃饭应细嚼慢咽，但不要拖延，正餐建议在30分钟内完成。

（三）定量进餐

一个人每天摄入的食物总量以及每个进餐时段摄入的量一般应相对固定，这样规律的饮食行为有利于健康。依照膳食宝塔中各类食物的推荐量以及前文所述的食物种类多样化的原则，合理安排儿童三餐两点的食物种类，在保证儿童进餐量的同时，有利于儿童获取充足的营养。营养丰富、能量充足的早餐可以保证充足的血糖供应，有助于儿童上午的学习和活动。因此早餐要种类丰富，建议早餐摄入 4~5 种食物。午餐可摄入 5~6 种食物。晚餐需适量，可摄入 4~5 种食物。加餐一般包含 1~2 种食物即可（表 17-1）。

表 17-1 三餐两点建议摄入食物种类数

时间	平均每天种类数
早餐	4~5
中餐	5~6
晚餐	4~5
加餐	1~2

（四）专注进食和自主进食

学龄前儿童活泼好动,注意力往往难以集中。若受到环境影响,如吃饭的时候看电视、玩游戏、玩玩具等,容易造成儿童对于食物的专注度降低,从而影响对营养素的摄入和消化吸收。因此,进餐时要营造一个熟悉、固定且温馨的环境,尽量在固定的位置进餐,避免出现家长追着喂饭等不良饮食行为。这样的行为可能会导致食物呛噎,增加进食安全隐患。

此外,专注进食和自主进食能力有利于培养儿童的独立性和自信,对于儿童的人格发展与心理健康成长也十分重要。鼓励儿童自己使用筷子、匙进食。训练用筷技能可以促进儿童手部精细动作及运动协调能力发育。学龄前儿童应学会使用匙、筷子、杯、碗等餐具。通常,3~4 岁时应能熟练使用勺子吃饭,4~5 岁时应能熟练使用筷子吃饭。托幼机构和家庭还应提供适宜的儿童专用餐具,积极引导儿童自主进食,并且尽量做到定时定位进餐,避免进餐同时进行其他活动。

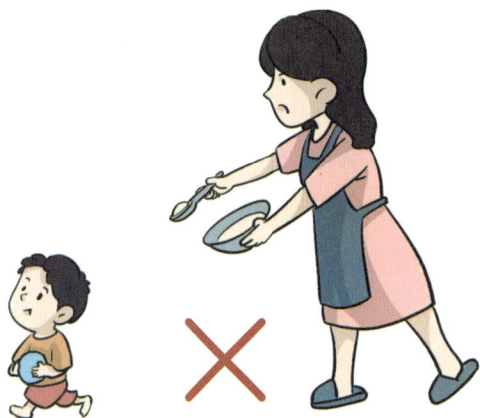

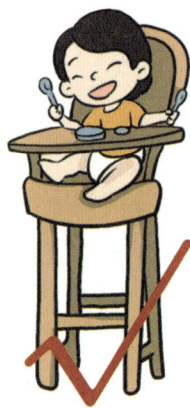

边吃边玩　　　　在固定位置吃饭

三、课堂实践与拓展

（一）定位进餐

进食时要求儿童在固定的位置进餐,比如可以将名牌或者自己喜欢的特定标签固定在自己进餐的餐桌及椅子上,每次进餐都和自己的位子一一对应。小朋友们可以进行标签制作,也可以绘制前几节课学习的食物图案,来增强记忆。

（二）定量进餐

每次进餐时老师按推荐份量和儿童食量分发食物,鼓励光盘行动,养成珍惜食物的习惯。

（三）进餐时钟

学习绘制时钟,标注自己前一天进餐的时间,绘制属于自己的三餐两点时钟。

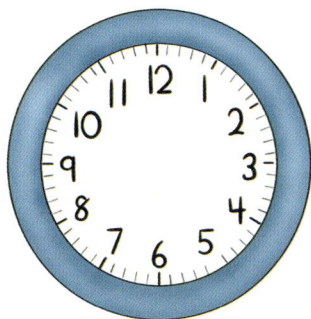

进餐时钟

（四）筷子夹物比赛

老师演示筷子使用方法,小朋友们进行筷子夹物比赛。

（五）猜谜语

姐妹双双一样长,一起工作一起忙,冷冷热热都经过,酸甜苦辣一起尝。(打一餐具)

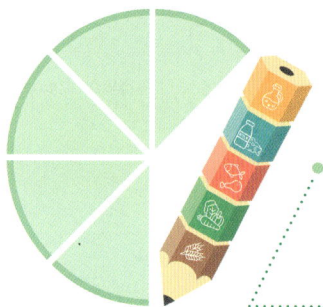

第十八课　进餐好习惯

一、教学目标和重点

指导儿童了解进餐好习惯的重要性，引导儿童餐前洗手、掌握基本的进餐礼仪以及餐后注意事项，并在日常生活中养成良好的用餐习惯及餐桌礼仪。

二、教学内容

（一）餐前好习惯

1. 餐前洗手

良好的用餐卫生习惯应该从正确洗手开始。手是我们身体直接接触食物和餐具的部位，而餐前洗手可以清除手上的细菌、病毒等病原体，有效预防疾病传播。正确的洗手方法通常分为七步（即七步洗手法）（图 18-1）：

第一步，洗手掌。流水润湿双手，涂抹洗手液或肥皂，手心相对，手指并拢相互搓揉；

第二步，洗手背。手心对手背，手指交叉，沿指缝相互搓揉。双手交换进行；

第三步，洗指缝。手心相对，手指交叉，相互搓揉；

第四步，洗指背。一手弯曲呈空拳，放另一手的手心，旋转搓揉。双手交换进行；

第五步，洗拇指。一手握住另一只手的大拇指，旋转搓揉。双手交换进行；

第六步，洗指尖。一手五指指尖并拢，放在另一只手的手心，旋转搓揉。双手交换进行；

第七步，洗手腕。一手握住另一只手的腕部，旋转搓揉。双手交换进行。

此外,需要注意的是洗完手后应该用干净的毛巾或纸巾擦干。

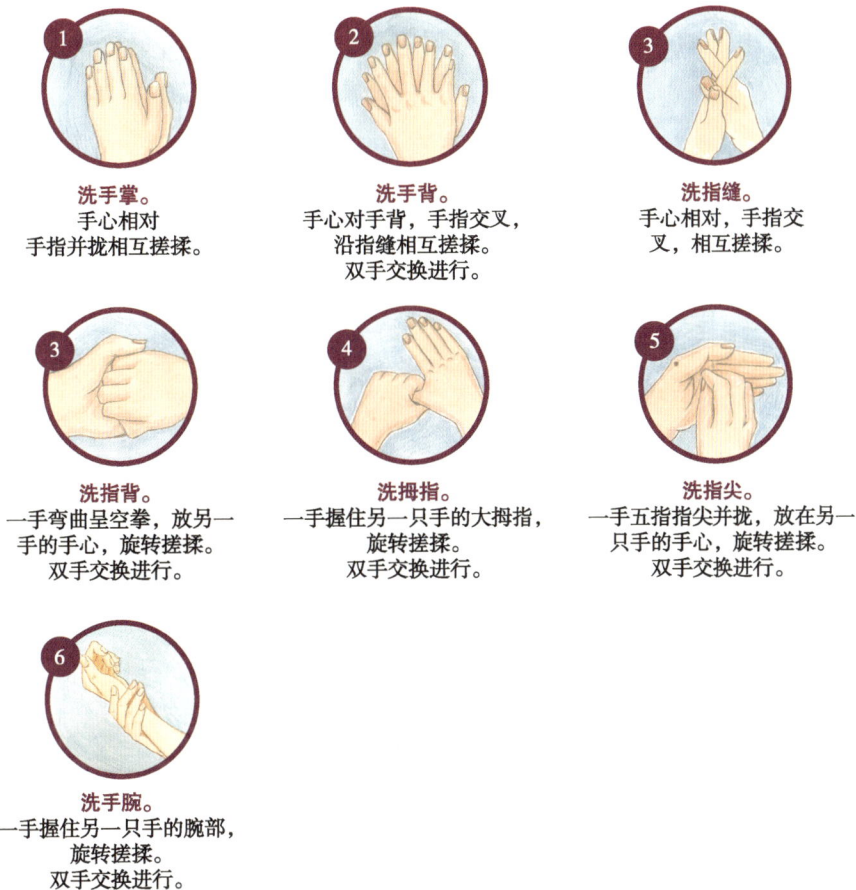

① 洗手掌。
手心相对
手指并拢相互搓揉。

② 洗手背。
手心对手背,手指交叉,
沿指缝相互搓揉。
双手交换进行。

③ 洗指缝。
手心相对,手指交
叉,相互搓揉。

③ 洗指背。
一手弯曲呈空拳,放另一
手的手心,旋转搓揉。
双手交换进行。

④ 洗拇指。
一手握住另一只手的大拇指,
旋转搓揉。
双手交换进行。

⑤ 洗指尖。
一手五指指尖并拢,放在另一
只手的手心,旋转搓揉。
双手交换进行。

⑥ 洗手腕。
一手握住另一只手的腕部,
旋转搓揉。
双手交换进行。

图 18-1　七步洗手法

2. 餐前准备

吃饭前应帮助长者或客人做好进餐准备。引导儿童做力所能及的餐前准备工作,如帮忙摆放餐椅、摆放碗筷等。如果在托幼机构进餐,应安静有序排队等待取餐,不要喧哗吵闹。

(二) 进餐礼仪

中华饮食文化源远流长,且中国是礼仪之邦,培养举止得体、文明礼貌的进餐礼仪,将使儿童终身受益。无论在家还是在托幼机构进餐,用餐时都不应该存在以下行为:

1. 不应该用筷子在菜肴中翻翻捡捡,做到不挑食,不抢食。

2. 嘴里有食物时应避免说话,防止食物呛噎等意外发生,如鱼刺、骨头划破口腔,卡住喉咙。

3. 吃饭时不要用手抠鼻子或抠耳朵,保持坐姿端正。

4. 打喷嚏或咳嗽时不要朝向食物和他人,要扭头朝向餐桌外侧,并用手肘或餐巾纸掩住口鼻。

5. 吃菜喝汤时,要细嚼慢咽,尽量安静进餐,不发出吃东西或喝汤的声音。

6. 不要用筷子指人或敲击餐具,用餐动作要文雅。

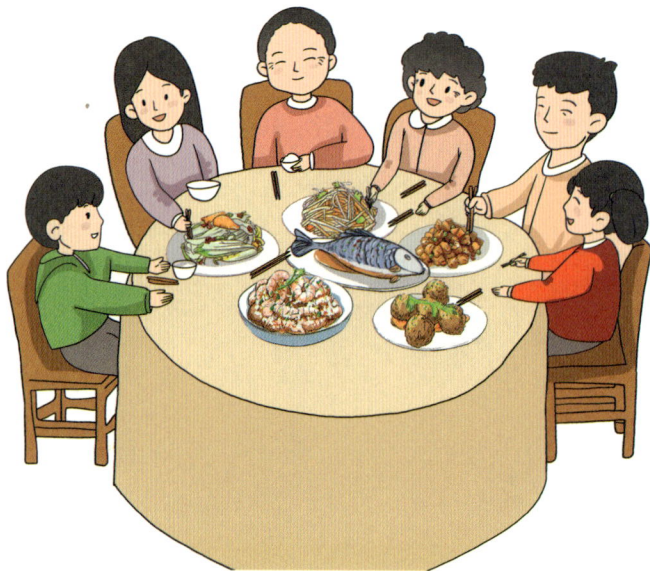

【小贴士】 珍惜粮食,避免浪费,倡导"光盘行动",从小培养儿童勤俭节约的良好美德。

(三) 餐后注意事项

1. 注意口腔卫生,及时擦嘴漱口。建议用餐结束后三分钟内漱口,并至少持续 30 秒。这样能最大化程度地清除口腔中的细菌,预防口腔疾病的发生,特别是儿童常见的龋齿问题。

2. 收拾餐具,将餐具放置到统一规定的位置,并整理桌面。

3. 鼓励儿童在家自己清洗餐具,培养儿童独立能力和爱劳动的意识。

三、课堂实践与拓展

1. 举例几个进餐时的行为(图片或视频),请小朋友们判断是否正确(坐姿不端、盘中乱挑、吃饭嬉笑、狼吞虎咽等)。

2. 在课堂上示范餐前洗手的七步洗手法,结合洗手儿歌进行接龙(一人一步)。巩固加强餐前洗手意识,熟悉洗手步骤。

洗手儿歌

卷袖子,冲冲手;

打肥皂,搓搓手;

干净水,再冲手;

小毛巾,擦擦手。

3. 学习进餐顺序并排序或连线。

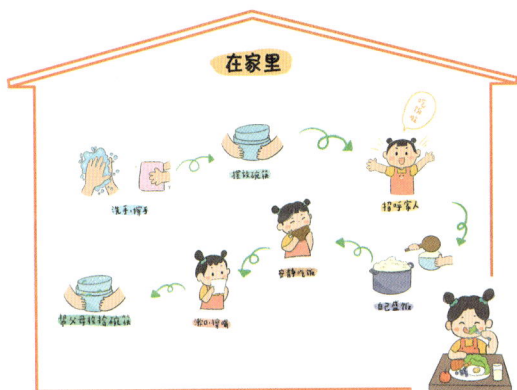

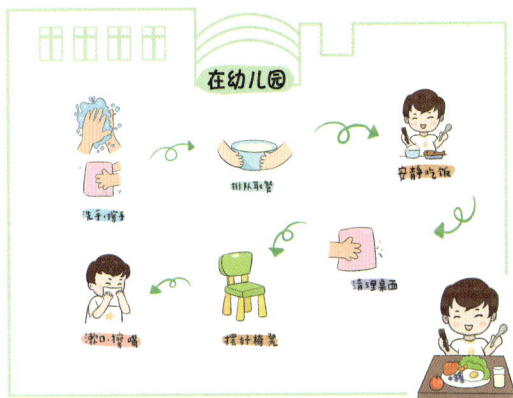

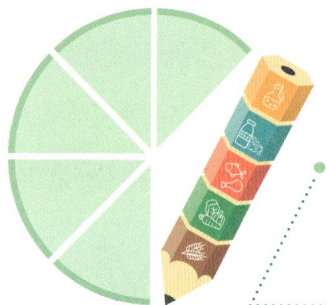

第十九课　挑食偏食不可取

一、教学目标和重点

了解班级儿童挑食、偏食情况及其原因,纠正儿童不良饮食习惯,培养儿童热爱各种食物的正确态度。

二、教学内容

(一) 什么是挑食、偏食

挑食指对食物挑剔,不愿尝试新食物,摄入食物种类单一数量也往往不足。偏食指长期偏好某种或某几种食物而拒绝其他食物。挑食和偏食都是不良的饮食习惯,不利于食物多样化和均衡营养,儿童长期挑食偏食会导致营养不足或过剩,严重影响儿童的身心健康。

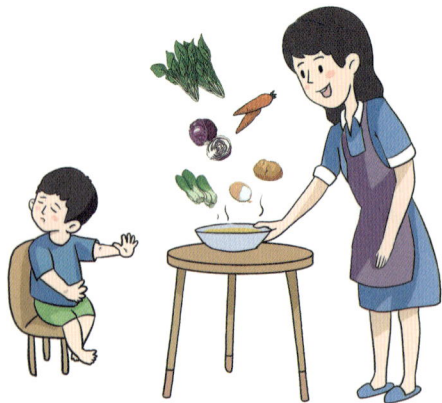

挑食、偏食

(二) 挑食偏食的危害

食物之旅最大的收获就是认识了多种多样的食物,了解各类食物对人体的营养价值。显而易见,几乎没有一种食物可以提供人体所需要的全部营养物质,而我们人体所需要的营养物质是多样的,因此,我们需要摄入多样的食物来满足身体的营养需求。

儿童如果挑食、偏食就会导致食物摄入不均衡,能量、营养素摄入不足或者过量,从而影响生长发育和健康。例如，如果只吃蔬菜水果不爱吃肉，会造成蛋白质摄入不足，导致营养不良、贫血等。营养不良会导致儿童身材矮小、免疫力低、容易生病。如果只爱吃肉，有可能导致超重肥胖。超重肥胖对儿童健康的危害具有长期性，也对儿童的心理健康和学习能力造成危害。

因此我们需要摄入各种食物，不能因为喜爱就偏食，因为讨厌就挑食。

（三）怎么纠正挑食偏食

1. 固定进餐时间，每两餐间隔时间 4~5 小时，并限制每餐的进餐时间在 30 分钟之内。

2. 鼓励孩子多次尝试以前不爱吃的食物。将挑食孩子不喜欢的食物混合在喜欢的食物中，逐渐调整两者比例。

3. 激发孩子对食物的兴趣，将孩子不爱吃的食物制作成有趣的图案或卡通形象，或使用儿童喜欢的餐具盛装食物。

4. 在良好的进餐环境下进食，老师、家长做到食物多样，为孩子树立榜样。

三、课堂实践与拓展

1. 请小朋友们列举出三种最喜欢的食物和三种最讨厌的食物，按照喜欢或讨厌程度排名，说说为什么。

2. 请老师或家长与孩子沟通挑食或偏食的原因并正确引导，不要采取责备或强迫等强制手段进行纠正。

3. 尝试用可改变的方式，让小朋友对厌恶的食物改观。

举例：

（1）某位小朋友不爱吃冬瓜，尝试用模具将冬瓜雕刻出卡通形象，观察孩子是否更容易接受冬瓜。

（2）某位小朋友不喜欢吃胡萝卜，原因是不喜欢胡萝卜的味道和口感。通过将胡萝卜与苹果一起榨成果汁的方式，改变胡萝卜原本的口感，模糊原本的味道，让孩子更加容易接受胡萝卜。

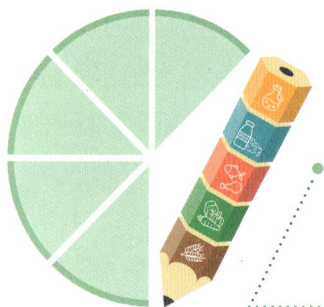

第二十课 关注体格健康

一、教学目标和重点

指导儿童了解户外运动的好处,久坐和视屏的危害。培养儿童多户外运动,少久坐和视屏,并且定期体检的意识。

二、教学内容

儿童的体格生长发育指标与儿童的膳食质量和营养状况密切相关。定期进行体格测量可及时发现和纠正儿童的营养与健康问题,保障儿童健康成长。身体活动不足和久坐时间过长会导致儿童超重肥胖,并增加青少年期和成年期慢性病的发生风险。而充分的户外活动、减少久坐及视屏时间有助于提高儿童新陈代谢,促进维生素 D 合成,提高睡眠质量,预防超重肥胖和近视,促进身心健康。

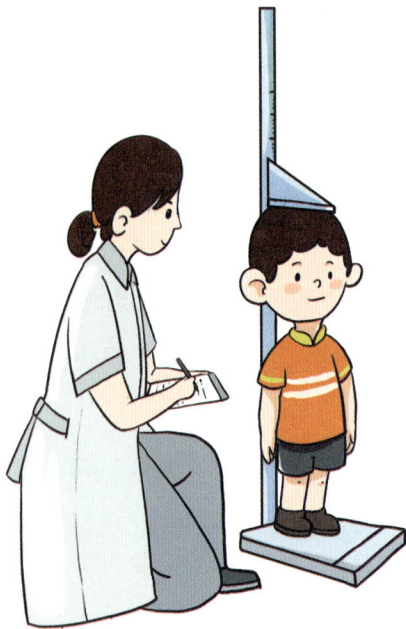

(一)定期体格检查

学龄前儿童生长发育速率较快,定期测量身高、体重等体格指标能够直接反映学龄前儿童生长发育水平的动态变化和膳食营养情况。这有助于及时发现儿童营养健康问题,并根据儿童体格指标变化及时进行膳食和运动指导,避免营养不良和超重肥胖,促进儿童健康成长。建议学龄前儿童每半年测量一次身高和体重。

(二) 经常户外运动

学龄前儿童的运动包括日常活动(散步、逛公园、爬楼梯、收拾玩具等)、游戏和体育运动(快跑、游泳、跳舞等)。充足的户外活动在给予儿童愉悦体验的同时，还可以促进儿童维生素 D 合成和骨骼牙齿生长，预防超重肥胖、慢性病及近视，并且有利于儿童睡眠充足。所以应鼓励儿童积极参加户外活动，增加儿童对运动的兴趣和喜爱，养成运动习惯。建议学龄前儿童每天身体活动总时长应达到180 分钟，每天户外活动至少 120 分钟，中等(快走、慢跑等)到高强度(快跑、跳绳等)的身体活动时间累计不少于 60 分钟。

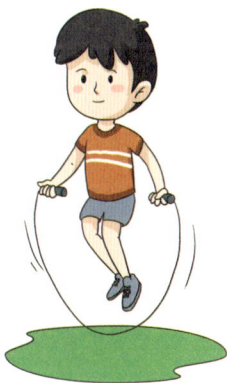

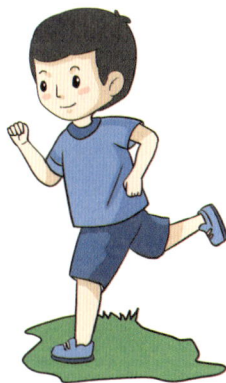

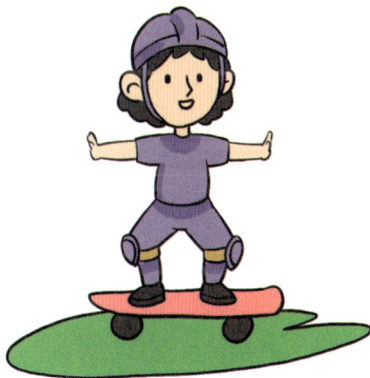

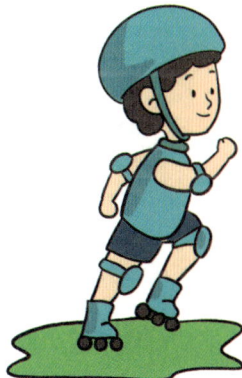

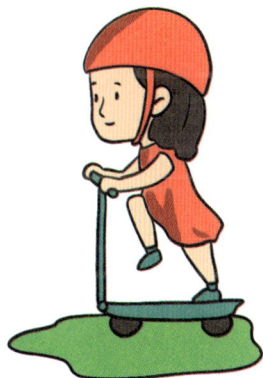

(三) 减少久坐和视屏时间

学龄前儿童久坐时间和视屏时间过长均会对健康产生不利影响。

久坐行为是指以坐、卧姿为主的能量消耗较低的身体活动(睡眠除外)，与儿童青少年超重肥胖有很强的关联性。应限制学龄前儿童久坐行为，建议每次久坐持续时间不超过 1 小时。

视屏时间是指使用电子媒体设备的时间。学龄前儿童生理上存在一定的远视储备,近距离用眼需要强行过度调节,容易出现视疲劳,加之电子屏幕光源往往较强,更易增加儿童近视的发生风险。此外,还可能造成人际交往沟通能力低下,儿童长时间沉迷于电视、平板电脑、游戏机、手机等电子设备,缺少与家人、小朋友的互动,容易出现交往障碍。建议学龄前儿童每天累计视屏时间不超过1小时,且越少越好。家长应以身作则,减少久坐和视屏时间。

三、课堂实践与拓展

(一)"目"浴阳光主题活动

可以组织一次春游(公园散步、野餐,参观动物园,菜园、果园采摘活动)或者运动会,鼓励小朋友们多进行户外运动,亲近大自然,减少久坐和视屏时间。

(二) 全家一起"刷卡看电视"

课后要求儿童和家长一起制作"电视卡""手机卡"等用于规定使用电子产品时长的卡片,每天限量使用,家长也要和小朋友们一起遵守规则,以身作则。

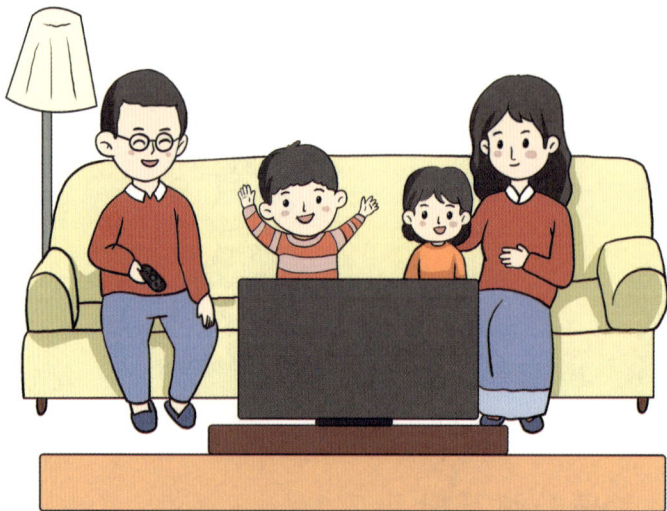

通过我们的食物之旅和健康之旅,相信老师们和小朋友们对各类食物都有了基本的了解和认识,也对食物多样化和平衡膳食的重要性有了一定的体会。希望未来大家都能够通过学习这些营养知识,树立起健康的饮食观念,培养正确的进餐习惯。愿每位小朋友都能够健康茁壮成长!

52检